手術後・退院後の安心シリーズ

イラストでわかる

子宮がん・卵巣がん

副作用・後遺症への対処と、退院後を支援する

放射線療法・化学療法の知識と、合併症・副作用・再発への対処法
退院後の日常の注意点と支援ガイド

監修
藤原　恵一
埼玉医科大学国際医療センター・包括的がんセンター教授・診療科長
廣田　彰男
医療法人社団　広田内科クリニック理事長

法研

はじめに

　子宮がん、卵巣がんは、女性性器の悪性腫瘍のなかで、もっとも多い病気です。

　卵巣は女性ホルモンを作り、卵を育てます。子宮は10カ月間胎児を宿し、赤ちゃんとして育む役割があります。このような大切な機能をもった臓器にがんが発生し、手術で摘出したり、放射線や抗がん剤で治療することによりその機能を失うことは、女性にとってたいへんつらいことです。また、がんの治療には必ず副作用や合併症が伴い、それにも立ち向かっていかなければなりません。

　本書では、子宮がん、卵巣がんがどのような病気なのか、治療法、副作用とその対策はどのようなものなのか、できるだけわかりやすく解説いたしました。また、実際に子宮がんや卵巣がんにかかり治療を受けられた3名の患者さんが、どのように難局を乗り越えてこられたか、体験談も掲載しました。みなさん、がんと診断されたショックや再発の恐怖などを克服されて、前向きに過ごされています。私ども専門家の説明と、がん罹患の先輩の体験談をお読みいただくことで、がんに立ち向かう勇気を奮い立たせる一助となることを願ってやみません。

●お願い

　子宮頸がんは、毎年一回の子宮がん検診を受けることで早期発見が可能です。お知り合いの女性に、子宮がん検診受診を勧めてください。

　また、不正な性器出血は子宮体がんや頸がんの症状であることがよくあります。ただの生理不順と軽視しないで、産婦人科を受診してください。

　がんは進行すると、医療費も高額になるうえ、治癒が難しくなります。

埼玉医科大学国際医療センター
藤原恵一

第5章　心の悩みを軽くするための生活ガイド

第6章 日常生活を楽しく充実させる 115

第1章

子宮がん・卵巣がんの知識と治療法

子宮頸がんの原因と症状

子宮の入り口近くに発生するがん

子宮は鶏卵ほどの大きさで、洋梨を逆さにしたような形をしています。左右には卵巣があり、子宮の上部からは、卵子を子宮へ運ぶ卵管が伸びています。子宮の上部3分の2を「**子宮体部**」、膣へつながる下部3分の1を「**子宮頸部**《けいぶ》」といいます。「子宮頸がん」とは、子宮頸部に発生するがんのことです。

ウイルス感染によって起こるものがほとんど

子宮頸がんのほとんどは、性交渉によって感染するHPV（ヒトパピローマウイルス）によって引き起こされます。HPVはイボなどの原因にもなるありふれたウイルスで、性交渉の経験のある女性の多くが、一生に一度は感染するといわれています。子宮頸がんの問題点は、初期には自覚症状がほとんどないこと。まれに、おりものが増えたり性交時出血が見られたりすることがありますが、どちらも程度が軽く、見過ごしてしまう人も多いのです。早期発見のためには、とくに異常を感じなくても定期的に検診を受けることが大切。予防のためには、HPVに感染する前にワクチンを接種するのが有効です。

ここが大事!!

●「異形成」からがんへと進行

HPVには多くの型があり、子宮頸がんのリスクが高いのは13種ほど。ただし、「感染＝発病」ではありません。HPVに感染しても、免疫系が働いてウイルスを排除したり、働きを失わせたりするからです。ウイルスが体内で働きを保っていると子宮頸部の細胞に「異形成」と呼ばれる変化が起こりますが、軽度〜中等度の段階で治ることも多いのです。軽度異形成の場合、がんに進行する可能性は5％以下といわれています。

子宮頸がんの原因

性交渉の経験があれば、だれもが感染する可能性がある

HPVに感染

性交渉によって感染する

HPVが体内で働きを保つ

約90%
免疫系の働きで、HPVが排除されたり、働きを失ったりする

約10%

発病しない

子宮頸部の細胞に異形成が起こる

細胞の異常の度合いによって3段階に分けられる

軽度異形成
↓
中等度異形成
↓
高度異形成

自然に治るものが多い

10%以下

子宮頸がん

子宮頸がんにまで進行するリスク要因
- HPVに感染した状態が長く続く
- 喫煙の習慣
- 免疫力の低下　など

子宮・卵巣の構造

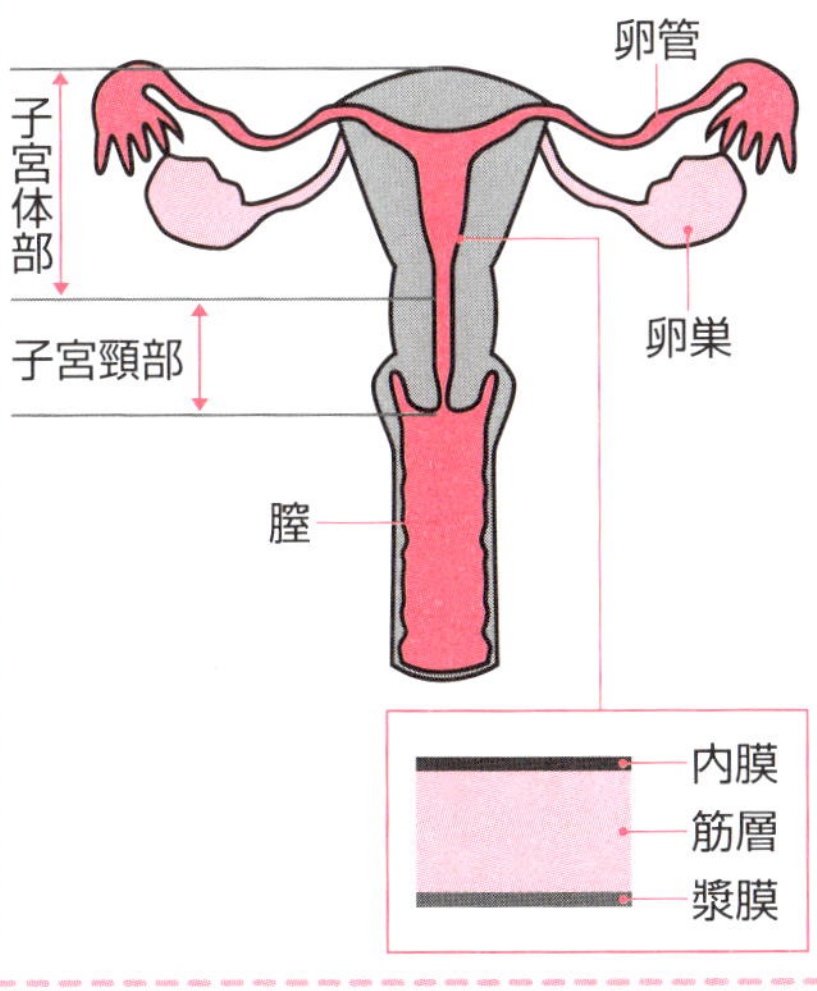

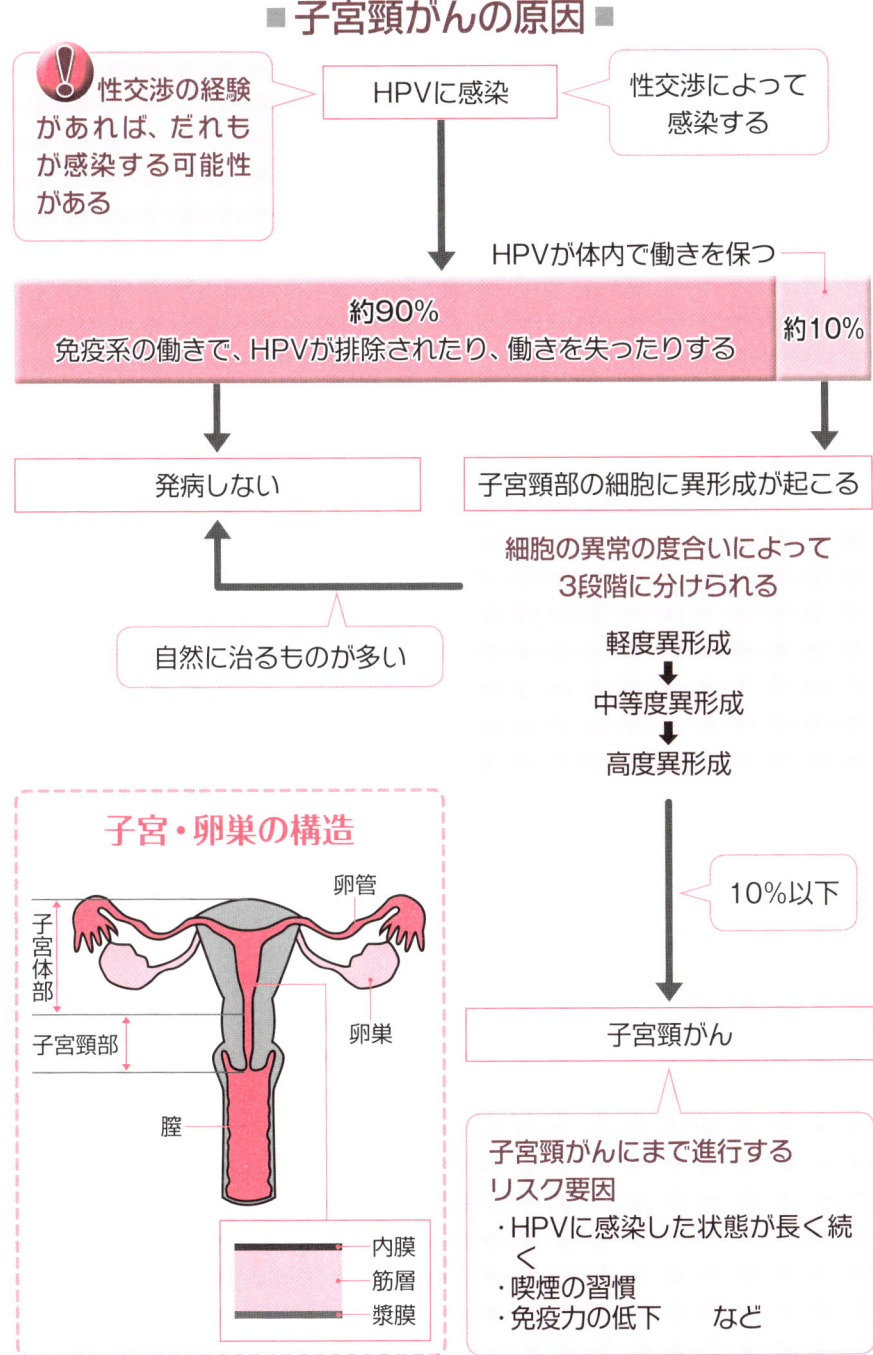

婦人科がんの基礎知識

子宮体がんの原因と症状

女性ホルモンのバランスが影響することが多い

「子宮体がん」は、子宮の上部3分の2にあたる「子宮体部」にできるがんです。子宮は、外側から「漿膜《しょうまく》」「筋層」「内膜」という3層構造(11ページ参照)になっており、子宮体がんは内膜から発生します。女性ホルモンのバランスの乱れが深くかかわっているため、40代から増え始め、50~60代の女性にもっとも多く見られます。閉経前後のホルモンバランスのほか、肥満、月経不順、閉経が遅い、妊娠・出産経験がない(少ない)、乳がんや更年期障害の治療のためにホルモン薬を服用している、といったことも子宮体がんのリスクを高める要因となります。

量の多少にかかわらず不正出血には要注意

子宮体がんの初期症状としてもっとも多く見られるのが、不正出血です。月経時以外の出血や閉経後の出血、過多月経、月経不順などに加え、「スポッティング」と呼ばれる点状のわずかな出血や血液が混ざった褐色のおりものにも注意しましょう。不正出血のほか、下腹部の痛みや排尿痛、性交痛などが起こる場合もあります。

ここが大事!!

2種類の女性ホルモン

月経周期をコントロールしているのは、「エストロゲン」と「プロゲステロン」という女性ホルモンです。2つのバランスが保たれていると子宮内膜は規則的に増殖し、妊娠しなかった場合は月経が起こります。ただし、閉経やその他の理由で排卵が乱れると、女性ホルモンのバランスがくずれ、子宮内膜が異常に増殖することがあります。これを「子宮内膜増殖症」といい、その一部が子宮体がんに進行すると考えられています。

■子宮体がんの原因■

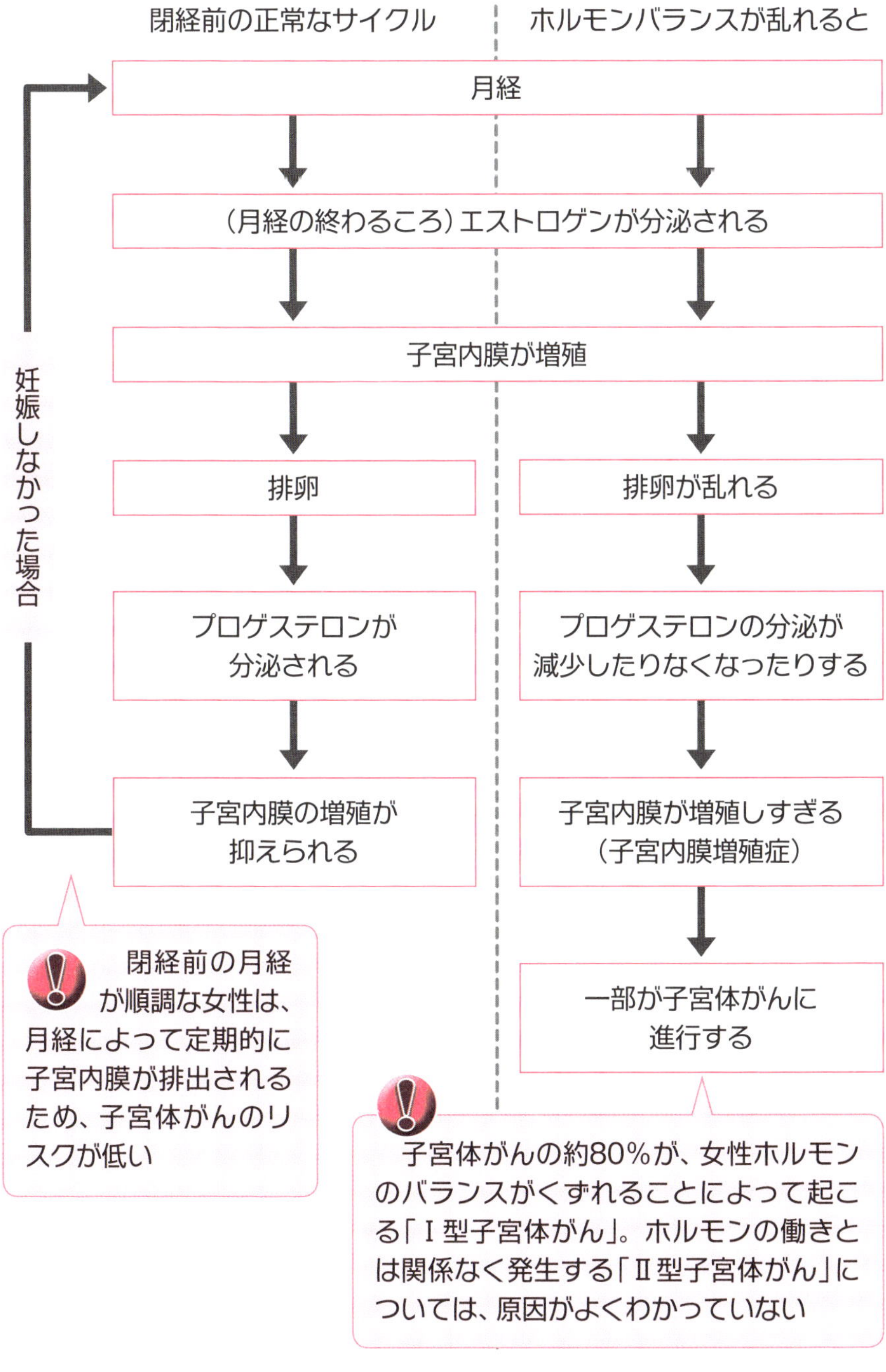
閉経前の正常なサイクル
ホルモンバランスが乱れると
月経
（月経の終わるころ）エストロゲンが分泌される
子宮内膜が増殖
排卵
排卵が乱れる
プロゲステロンが分泌される
プロゲステロンの分泌が減少したりなくなったりする
子宮内膜の増殖が抑えられる
子宮内膜が増殖しすぎる（子宮内膜増殖症）
一部が子宮体がんに進行する
妊娠しなかった場合
閉経前の月経が順調な女性は、月経によって定期的に子宮内膜が排出されるため、子宮体がんのリスクが低い
子宮体がんの約80％が、女性ホルモンのバランスがくずれることによって起こる「Ｉ型子宮体がん」。ホルモンの働きとは関係なく発生する「Ⅱ型子宮体がん」については、原因がよくわかっていない

婦人科がんの基礎知識

卵巣がんの原因と症状

90％以上が卵巣の表面に発生する

卵巣は子宮の両脇にある親指の頭ほどの大きさの臓器で、靭帯《じんたい》によって子宮体部につなぎとめられています。卵巣のおもな働きは、女性ホルモンを分泌し、成熟した卵子を周期的に放出すること（排卵）。放出された卵子は卵管にとり込まれ、子宮へと送られます。

卵巣がんは、がんが発生した場所によって「**上皮性**・**間質性**《かんしつせい》」「**胚細胞性**」「**性索**《せいさく》**間質性**」などの種類に分けられますが、90％以上が上皮性です。また、悪性度が低いものは「**境界悪性腫瘍**《きょうかいあくせいしゅよう》」と呼ばれるがんに分類されます。

初期には自覚症状がほとんどない

卵巣がんを発症する時期のピークは閉経後の50～60代ですが、40代から患者さんが増えはじめます。排卵の際、卵巣の表面が傷つくことと関係が深いと考えられており、妊娠・出産経験がない（少ない）、初経が早い、閉経が遅いなど、排卵の回数が多い人ほどリスクが高まります。初期には自覚症状がほとんどないため、受診したときには病気がある程度進んでいることが少なくありません。

ここが大事!!

●チョコレート嚢胞と卵巣がん

「チョコレート嚢胞《のうほう》」は、子宮内膜症の一種。何らかの原因で卵巣に子宮内膜の組織ができて月経周期に合わせて出血をくり返し、その血液が卵巣の中にたまって嚢胞（中に液体が入った袋状の組織）をつくる病気です。チョコレート嚢胞は、ピルなどによる薬物療法で治療することもできますが、卵巣がんに進行することもあるため、患者さんの年齢や嚢胞の大きさによっては手術が必要な場合もあります。

卵巣がんのおもな種類

上皮性・間質性腫瘍

卵巣の表面を覆う「表層上皮」や、卵胞のまわりの結合組織「卵巣間質」に発生する。卵巣がんの90%以上を占める

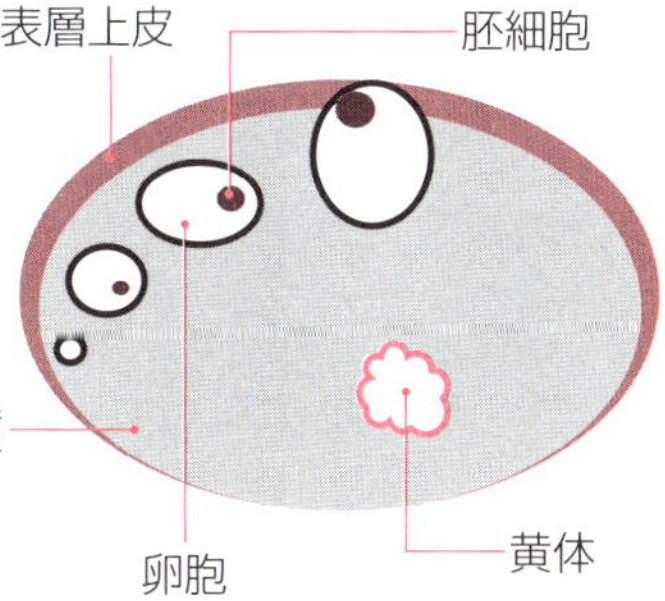
表層上皮
胚細胞
卵巣間質
卵胞
黄体

胚細胞性腫瘍

卵胞の中にあり、卵子のもととなる「胚細胞」に発生する。10～20代の若い女性に多い

性索間質性腫瘍

卵胞内の顆粒膜や黄体など、ホルモンをつくる細胞とその周囲の組織に発生する

❗ 卵巣腫瘍は良性と悪性（がん）に分けられるが、良性と悪性の中間の性質をもつものは「境界悪性腫瘍」と呼ばれる

卵巣がんの症状

・おなかが張る
・スカートやパンツのウエストがきつくなった

↓ 症状が進むと…

初期には自覚症状がほとんどないので、腹部に違和感がある場合は早めの受診を！

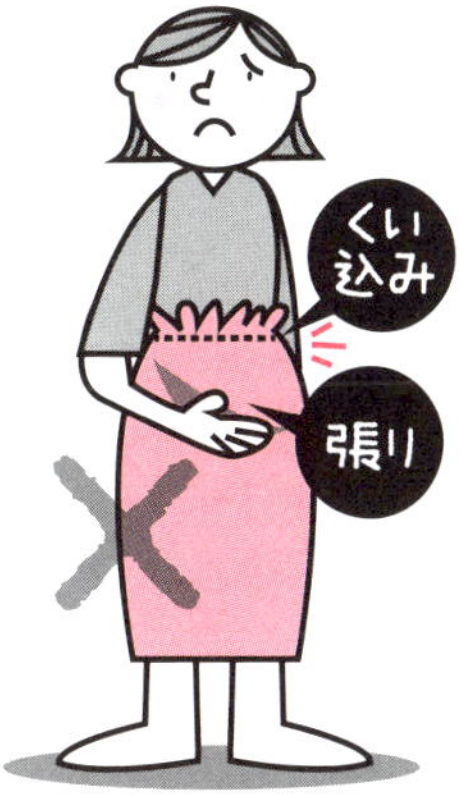
くい込み
張り

・下腹部にしこりがある
・膀胱が圧迫されて尿が近くなる
・便秘がちになる

↓

他臓器への転移による症状が現れる

❗ 卵巣がんには、乳がんを引き起こす遺伝子の異常もかかわっていることがある。親や姉妹、いとこなどに乳がん、卵巣がんにかかった人がいる場合は注意が必要

中心となる3つの治療法

がんを切除する手術療法

婦人科がんの治療法には、おもに「**手術療法**」「**放射線療法**」「**化学療法**」の3種類があります。治療の中心となるのは、手術療法。がんの広がり具合などに応じて、子宮や卵巣、周囲の組織、リンパ節などを切除します。初期の子宮がんの場合、子宮頸部の一部のみを切除することもあります。

再発予防などのために行われる治療法

放射線療法は、高エネルギーの光でがん細胞を死滅させる治療法です。子宮頸がんでは再発予防のために行われるほか、放射線治療が効きやすいタイプのがんの場合、手術にかわる治療法として選ばれることもあります。子宮体がんでは、手術ができない場合や手術でがんをとりきれなかったときの再発予防のためなどに行われます。

化学療法は、抗がん剤を投与してがん細胞を攻撃する治療法です。手術ができない場合や転移・再発した場合のほか、再発・転移のリスクを減らすために術後に行ったり、がんが進行しているときに、病巣を小さくする目的で手術前に行ったりします。

ここが大事!!

●**子宮体がんのホルモン療法**

初期の子宮体がんには、ホルモン療法という選択肢もあります。プロゲステロンと同様の働きをもつホルモン薬を一定期間服用したあと、子宮内膜を全面搔爬《そうは》して病理診断を行います。薬の服用と子宮内膜の搔爬を数サイクルくり返し、がん細胞をとり除きます。ホルモン療法が適用されるのは、がんが「Ⅰa期」以下の初期であり、妊娠を強く望む場合。ただし、妊娠の可能性を残せる半面、再発が多いというデメリットもあります。

おもな治療法の特徴と目的

子宮頸がん　｜　子宮体がん　｜　卵巣がん

手術療法

●治療の方法

がんの広がり具合などに応じて、子宮、卵巣、周辺の組織、リンパ節などを切除する

●目的

- がんをとり除き、病気の進行や転移を食い止める
- 切除した組織の病理検査を行い、がんの進行度やタイプ、転移の可能性などを確認する

放射線療法

●治療の方法

X線など高エネルギーの放射線を患部に照射し、がん細胞を死滅させる

●目的

- 手術後に、再発のリスクを減らすために行う
- 放射線治療が効きやすいタイプの子宮頸がんの治療として行う

卵巣がんには放射線療法の効果がないため、ほとんど行われない

化学療法

●治療の方法

抗がん剤を点滴または服用し、がん細胞を死滅させる。全身に作用するため、さまざまな副作用が現れる

●目的

- 手術ができない場合や転移・再発した場合に行う
- 手術後に、再発のリスクを減らすために行う
- がんを小さくするために、手術前に行う

子宮頸がんの治療法

0~Ⅱ期は手術が治療の中心

子宮頸がんの治療法は、がんの進行期や組織型によって異なります。がんが上皮内にとどまっている0期~浸潤が浅いⅠa1期なら、局所治療が可能です。膣から器具を入れて子宮頸部の一部を切除する「**円錐切除術**《えんすいせつじょじゅつ》」という手術を行います。妊娠を希望しない場合や円錐切除術での完治が難しい場合は、単純子宮全摘出術が適用されることもあります。Ⅰa2期では、子宮の周りの組織をやや広めに切除する準広汎子宮全摘出術を行い、転移の可能性に備えて骨盤リンパ節の郭清《かくせい》（20ページ参照）も行います。Ⅰb期~Ⅱ期では、広汎子宮全摘出術で子宮と膣の一部、卵巣、卵管を摘出。骨盤リンパ節の郭清も行います。放射線療法や化学療法が追加されることもあります。

Ⅲ期以降は放射線療法と化学療法を

がんの浸潤が進んでいるⅢ期では、放射線療法が治療の中心になります。がんが遠くに転移している可能性を考え、同時に化学療法も行います。Ⅳ期では、病状に応じて放射線療法や化学療法が選択されます。

ここが大事!!

●子宮頸がんの組織型

子宮頸部の表面は、膣に近い部分が「扁平上皮」、子宮体部に近い部分が「腺上皮」という上皮細胞で覆われています。そして、がんが発生した組織によって「扁平上皮がん」、「腺がん」、両方の性質をもつ「腺扁平上皮がん」という「組織型」に分類されます。子宮頸がんの治療法を選択する際は、進行期に加えて組織型も考慮されます。ちなみに子宮内膜は腺上皮で覆われているので、子宮体がんはほとんどが腺がんです。

子宮頸がんの進行期

進行期	症状
0期	がんが子宮頸部の上皮内にとどまっている
Ⅰa期	肉眼では見えず、がんの浸潤が深さ5mm以内、広がりが7mmを超えない
Ⅰa1期	がんの浸潤が深さ3mm以内、広がりが7mmを超えない
Ⅰa2期	がんの浸潤が深さ3mmを超えるが5mm以内、広がりが7mmを超えない
Ⅰb期	肉眼で病巣がわかり、がんが子宮頸部にとどまっている
Ⅰb1期	がんの広がりが4cm以内
Ⅰb2期	がんの広がりが4cmを超える
Ⅱa期	がんが膣壁に広がっているが、子宮の周囲の組織には広がっていない
Ⅱa1期	がんの広がりが4cm以内
Ⅱa2期	がんの広がりが4cmを超える
Ⅱb期	がんが子宮の周囲の組織に広がっているが、骨盤壁まで達していない
Ⅲa期	がんの膣壁への広がりは下1/3に達するが、周囲の組織への広がりは骨盤壁にまでは達していない
Ⅲb期	周囲の組織への広がりが骨盤壁にまでは達している。または、水腎症や無機能腎が見られる
Ⅳa期	がんが膀胱や直腸の粘膜に広がっている
Ⅳb期	小骨盤腔を超えてがんの転移がある

※腺がんの場合はⅠa1期とⅠa2期を分類しない

子宮体がんの治療法

0期でも子宮の摘出手術が基本

子宮体がんの治療は、子宮と卵巣、卵管を摘出する手術が中心となります。卵巣と卵管を含めて切除するのは、卵巣でつくられるエストロゲンががんの増殖にかかわっているためです。進行期が0期と診断されるのは、子宮内膜異型増殖症の場合。厳密にはがんではなく転移もないため、単純子宮全摘出術が適用されます。がんが子宮体部にとどまっているI期では、単純子宮全摘出術または準広汎子宮全摘出術に加え、卵巣と卵管の切除、リンパ節郭清を行います。再発予防のための化学療法が追加されることもあります。

Ⅱ期以降は手術と化学療法を併用

がんが広がったⅡ～Ⅲ期では、「準広汎子宮全摘出術」または「広汎子宮全摘出術」によって、子宮と周辺組織、卵巣、卵管などを切除。再発予防のために化学療法や放射線療法が追加されることもあります。Ⅳ期では化学療法が治療の中心ですが、出血や痛みを抑えるために手術や放射線療法を行うこともあります。

ここが大事!!

●リンパ節郭清とは

全身に張り巡らされているリンパ管には、ところどころに「リンパ節」というふくらみがあります。リンパ節は免疫にかかわる重要な組織ですが、がんが転移すると、リンパ液によってがんを全身に広げてしまう可能性があります。「リンパ節郭清」とは、転移を防ぐため、がんが発生した部位に近いリンパ節を切除することです。切除したリンパ節は手術後に検査を行い、転移の有無を調べてその後の治療に役立てます。

■子宮体がんの進行期■

進行期	症状
0期	子宮内膜異型増殖症
Ⅰa期	がんが子宮内膜にとどまっている
Ⅰb期	がんの浸潤の深さが子宮筋層の1/2までにとどまっている
Ⅰc期	がんの浸潤の深さが子宮筋層の1/2を超えている
Ⅱa期	がんが子宮頸管内の粘膜に広がっている
Ⅱb期	がんが子宮頸管内の粘膜を超えて広がっている
Ⅲa期	子宮の外側の膜や骨盤の腹膜、卵巣・卵管に転移している。または腹水の中にがん細胞がある
Ⅲb期	がんが膣壁に転移している
Ⅲc期	がんが骨盤内や大動脈周囲のリンパ節に転移している。または子宮を支える靭帯にまで広がっている
Ⅳa期	がんが膀胱または腸の粘膜に広がっている
Ⅳb期	がんが骨盤を越えて遠くの臓器に転移している。または腹腔内や足の付け根のリンパ節に転移している

※0~Ⅰa期までは、妊娠の希望やがんのタイプなどによってホルモン療法が可能なこともある(16ページ参照)

婦人科がんの治療法

卵巣がんの治療法

手術による切除が治療の基本

卵巣がんの場合、事前に細胞をとって検査をすることができないため、がんのタイプや進行度が確定するのは手術後になります。卵巣がんの治療は手術療法が基本。両側の卵巣、卵管と子宮の摘出、大網《たいもう》(胃から垂れ下がっている網状の組織)の切除、後腹膜リンパ節郭清(または検査用に組織を採取)を行います。転移が起こっている場合は、腸管や脾臓《ひぞう》を切除することもあります。もっとも初期のⅠa期で年齢が若く(40歳以下)、妊娠を希望している場合は、片側の卵巣と卵管、子宮を残すことも可能です。

再発予防や治療のために化学療法を併用

Ⅰb期以降は、手術療法に加えて化学療法を行います。Ⅲ期以降では、抗がん剤が効くタイプのがんの場合、化学療法でがんを小さくしてから手術を行うこともあります。卵巣がんの90%は上皮性・間質性腫瘍ですが、これらはさらに細かい組織型に分かれており、薬への反応が異なります。そのため、手術後の検査で組織型を確定してから化学療法の計画が立てられます。

ここが大事!!

●卵巣がんの転移のしかた

転移の有無は、がんの進行度を見極める際の大切なポイント。卵巣がんの転移は、おもに3つの経路で起こります。1つめが「直接浸潤」。がんの卵巣の表面まで浸潤し、卵管や子宮などに広がっていくものです。2つめが「播種」。卵巣の表面まで浸潤したがんが副腔内にこぼれ、腹膜などに転移します。3つめが「リンパ行性」。がんがリンパ管に入り込んでリンパ節で増殖し、全身に広がっていきます。

卵巣がんの進行期

進行期	症状
Ⅰa期	がんが片側の卵巣だけにとどまっている
Ⅰb期	がんが両側の卵巣だけにとどまっている
Ⅰc期	がんが片側または両側の卵巣にあり、がんが卵巣の表面に出てきている。または腹水などにがんが見られる
Ⅱa期	がんが子宮または卵管に広がっている
Ⅱb期	がんが、骨盤内にあるその他の臓器に広がっている
Ⅱc期	がんが子宮、卵巣、その他の骨盤内臓器などに広がっており、腹水などにがんが見られる
Ⅲa期	顕微鏡で調べると、がんが骨盤外の腹膜に広がっている
Ⅲb期	肉眼で、直径2cm以下のがんが骨盤外の腹膜に広がっていることを確認できる
Ⅲc期	直径2cm以上のがんが骨盤外に広がっている。後腹膜や足の付け根のリンパ節などにも転移がある
Ⅳ期	がんが遠くの臓器、または肝臓に転移している

自分に合った治療法の選び方

十分な説明を受け納得できる治療を選択

がん治療では、病状や検査結果、治療法などについて説明を受け、患者さん自身が納得したうえで治療法を選ぶことが大切。これを「**インフォームドコンセント**（説明と同意）」といいます。がんの治療は、手術をすれば終わりというものではありません。手術後の生活について考え、準備を進めるためにも、患者さんと家族は医師から十分な説明を受けておく必要があります。最近ではインターネットなどからも情報を得ることができますが、情報の質はさまざまです。よりよい治療法を選ぶためには、疑問や不安がなくなるまで医師と話し合うことが大切です。

主治医以外に意見を求める方法も

主治医の診断や治療方針に疑問を感じたり、さらに選択肢を求めたりしたい場合は、別の医師に「**セカンドオピニオン**」を求めることもできます。セカンドオピニオンは、紹介状や検査資料などを元に、医師が第三者としての意見を述べるもの。患者さんは結果を主治医に報告し、治療法などについて再度話し合うことになります。

ここが大事!!

●セカンドオピニオンはどこで?

最近ではセカンドオピニオンを求める患者さんが増えており、がんの治療を行っている病院には「セカンドオピニオン外来」も多く設けられています。また、各都道府県には専門的ながん医療が受けられる病院として国が指定した「がん診療連携拠点病院」があります。こうした病院には相談支援センターが併設されており、セカンドオピニオンをどこで受けられるか、相談できます。

主治医に聞いておきたいこと

現在の病状や検査の結果について、患者さんと家族がわかる言葉で説明を受ける

検査結果から、どのような病気の可能性があるか。また、どの程度進行しているのか

どのような治療法があるのか。それぞれの治療法の効果と、これまでの結果

治療後に、どのような副作用や後遺症が出る可能性があるか。また、それぞれへの対処法としてどのようなものがあるか

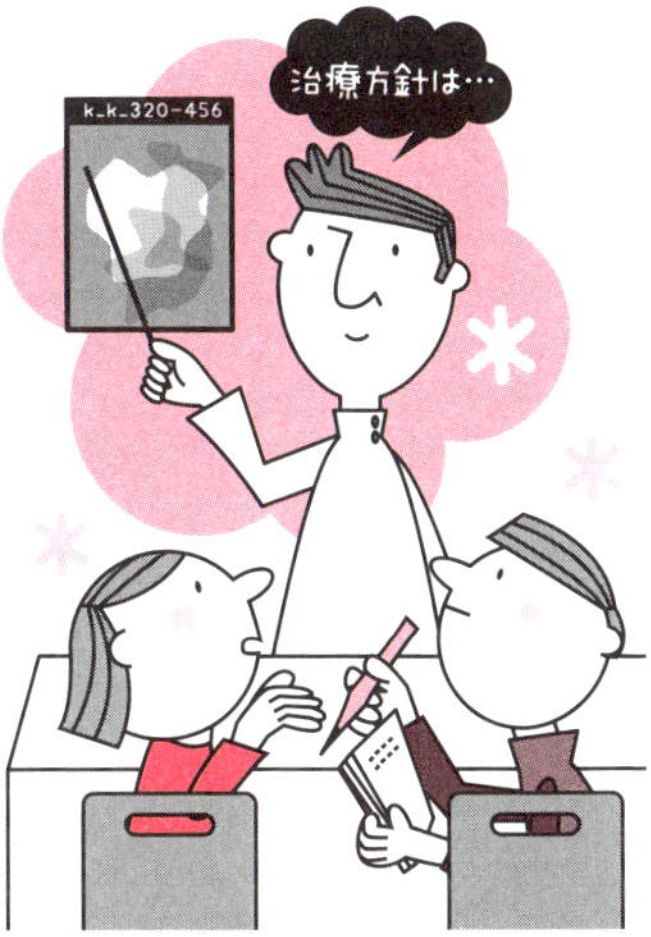

治療後の生活への影響。追加治療が必要となる可能性はあるか

治る確率はどのぐらいか。再発・転移の可能性や治療後の生存率はどのくらいか

妊娠や出産を希望している場合、その可能性を残すことができるか

インフォームドコンセントを受ける際は…

- 家族など、信頼できる人と同席する
- わからないことは、遠慮せずに質問する
- 事前に自分で調べたことについてはメモや資料を持参し、疑問点や確認したいことがあれば質問する
- 医師の回答はメモしておく

セカンドオピニオンを受ける手順

①主治医の説明をよく聞く

主治医の治療方針などが納得できない場合でも話をよく聞き、内容を正しく理解しておく

②セカンドオピニオンを受けられる医療機関を探す

「セカンドオピニオン外来」がある病院ならスムーズ。地域の「がん診療連携拠点病院」などに相談し、紹介してもらうこともできる

受診の際に必要なものを事前に確認しておくとよい

③紹介状や資料を用意する

セカンドオピニオンを受けたい、という希望を主治医に伝え、必要な資料を用意してもらう

〈必要な資料〉
- **紹介状**　診療情報提供書。診断の経緯や治療方針などが、具体的に記載されている
- **検査の記録**　これまでに行った検査の記録や、MRIなどの画像記録　など

④医療機関への申し込み

各医療機関で決められた手順に従って、申し込みや予約をする

⑤確認したいことを整理する

セカンドオピニオンを受ける際、医師に聞きたいことをまとめておく

〈例〉
- 主治医の説明で疑問を感じたこと
- 主治医が提案した治療法以外の方法はあるか
- 患者さん自身の治療に対する希望　など

患者さんと家族も、事前に病気について情報収集を。基礎知識を身につけておくことは、医師の説明を正しく理解することにつながる

⑥セカンドオピニオンを受ける

セカンドオピニオンの場合、新たに診察や検査は行わない

この段階で主治医の治療方針に同意できない場合は、受診先を変更する

⑦主治医と話し合う

セカンドオピニオンの結果をもち帰り、それをもとに主治医と話し合う

第2章

治療による副作用への対処のしかた

放射線療法の進め方

放射線療法には2つの方法がある

放射線療法は、X線やガンマ線といった高エネルギーの光を患部に照射する治療法です。放射線には、細胞のDNAを破壊する作用があります。がん細胞とともに正常な細胞も傷つきますが、正常な細胞は時間とともに回復します。でも、がん細胞は正常な細胞にくらべて放射線によるダメージを受けやすいため、適量の放射線をくり返し照射することによって死滅させることができるのです。子宮頸がんや子宮体がんの放射線療法には、「**外部照射**」と「**腟内照射**」があり、多くの場合、2つの方法が併用されます。

正常な細胞への影響を抑えながら行う

外部照射は、体の外から放射線を当てる方法。CT画像をもとに慎重に照射範囲を決め、正常な細胞にできるだけ影響を及ぼさないように行います。1回の治療時間は10～20分です。腟内照射は、腟から子宮に小さな器具(アプリケーター)を入れ、病巣に直接、放射線を当てる方法。照射時間は10～20分ですが、準備などを含めると1～1・5時間ほどかかります。

ここが大事!!

●放射線療法の回数

放射線の外部照射は、通常、5日間照射したあと2日休む、というペースで25～30回行います。腟内照射は週1回、合計3～5回行います。照射による熱さや痛みはありません。ただし、腟内照射の場合、腟、子宮内のアプリケーターに加え、膀胱、直腸にも放射線量を測る器具を挿入する場合があります。照射そのものの痛みはありませんが、挿入時の違和感や痛みをやわらげるため、鎮痛剤などが使われることもあります。

放射線療法の2つの方法

外部照射 体の外から放射線を当てる。CT画像をもとに照射位置を決め、前、後ろ、左、右の4方向から照射する

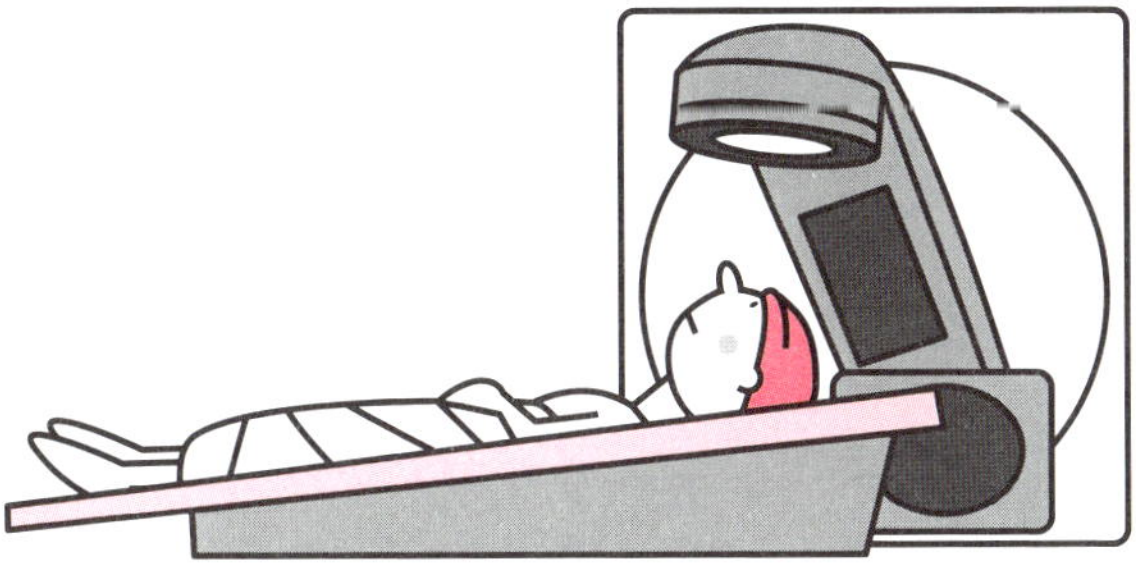

・週5回（5日続けて2日休む）ペースで、25～30回行う
・1回の治療時間は10～20分

放射線療法は、外部照射と膣内照射を組み合わせて行うことが多い

膣内照射 子宮内に専用の器具を挿入し、体の中から放射線を当てる

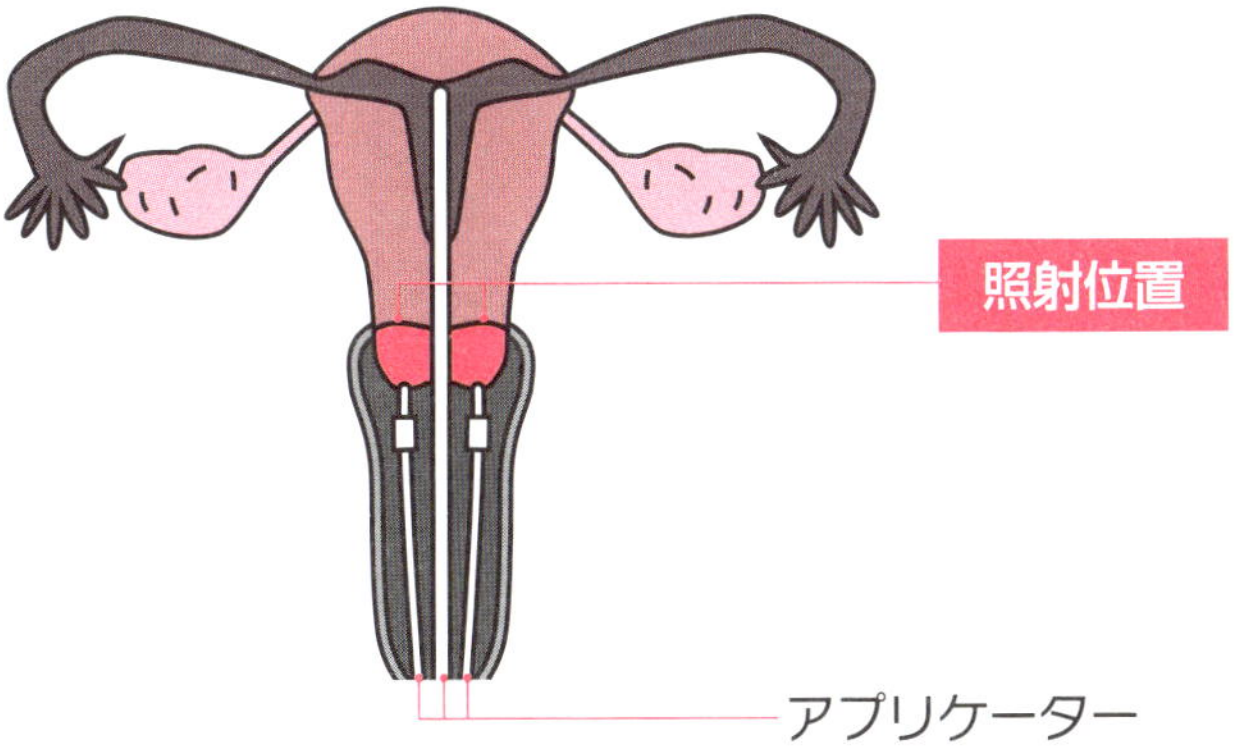

・週1回、合計3～5回行う
・1回の照射時間は10～20分だが、準備などを含めると1～1.5時間ほどかかる

正常な細胞への影響を最小限に抑えながら、病巣に多くの放射線を当てることができる

放射線療法の副作用

放射線療法の副作用と対処法

正常な細胞も放射線の影響を受ける

放射線は正常な細胞にもダメージを与えるため、放射線による治療中や治療後に、何らかの副作用が出ることがあります。副作用の現れ方には個人差があるので、体調の変化に気づいたときは早めに医師に相談しましょう。

だるさや皮膚炎、下痢などに注意

放射線による治療中や治療終了直後に見られる副作用には、放射線宿酔《しゅくすい》、皮膚炎、下痢などの消化器症状、白血球数の減少・貧血などがあります。放射線宿酔は、だるさや吐き気といった「船酔い」のような症状が特徴で、つらい場合は吐き気止めなどの薬で対処します。皮膚炎は外部照射によって肌の乾燥や変色などが起こるもの。照射部位の肌を刺激しないように注意するほか、処方された軟膏などを使うのも有効です。下痢の場合は処方された薬による治療に加え、水分補給を心がけることも大切です。白血球数の減少は程度が軽く、薬物治療などは必要ないことがほとんど。いずれの場合も、症状が強ければ、医師の判断で放射線療法を中断することがあります。

ここが大事!!

●時間をおいて現れる副作用も

治療中や治療終了直後に現れるものに加え、治療終了から数カ月以上たってから放射線療法の副作用が現れることもあります。おもなものに、膀胱炎や排便の異状、膣の委縮による性交痛、卵巣機能の消失による更年期症状などがあります。異状に気づいたら早めに医師の診察を受け、他の病気が原因でないことをたしかめたうえで、治療や日常生活の工夫にとり組みましょう。

■放射線療法の副作用■

●治療中または治療終了直後に見られるもの

症状	対処法
放射線宿酔 倦怠感、食欲不振、吐き気など、「船酔い」のような症状に悩まされる	無理なく食べられるものを食べ、水分をこまめにとる。吐き気止めなどの薬が処方されることもある
皮膚炎 外部照射の影響で皮膚が炎症を起こす。乾燥やかゆみ、ひりひりした痛み、肌が赤くなったり黒ずんだりするなど	治療のため、クリームや軟膏、かゆみ止めの塗り薬などが処方される。照射部位をこすらない、肌に触れる衣服の生地はやわらかいものを選ぶなど、予防を心がけることも大切
下痢 腸の粘膜が放射線の影響を受けるために起こる	症状に応じて下痢を抑える内服薬が処方されたり、水分・栄養補給のための点滴を行ったりする
白血球数の減少 血液をつくる幹細胞がダメージを受け、白血球や血小板の減少、貧血などが起こる	程度が軽く、とくに治療は必要ない場合が多い。減少の度合いがとくに大きい場合は、薬物治療を行うこともある

●治療後、数カ月たってから見られるもの

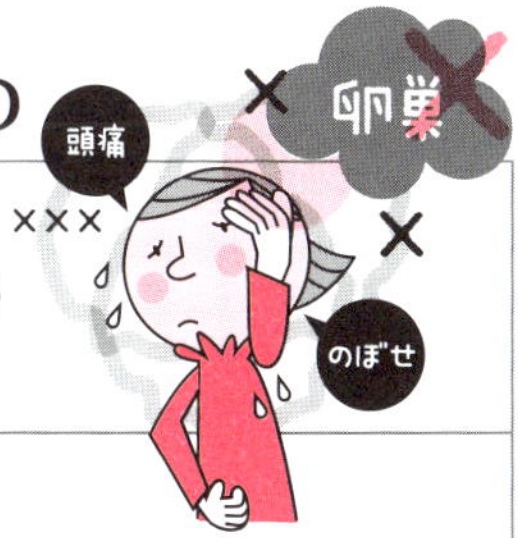

膀胱炎・排便の異状 薬物治療や食事の工夫で改善する。ただし、重症の場合は手術が必要なこともある
膣の委縮 放射線の影響で膣が委縮し、かたくなることがある。性交痛がある場合は専用のクリームなどを使うとよい
卵巣機能の消失 卵巣機能が損なわれ、閉経前でも、のぼせ、頭痛といった更年期症状が現れる。症状に応じて薬が処方される

化学療法の進め方

化学療法の目的と行うタイミング

化学療法は、4種類の方法に分けられます。1つめが、手術前に行うもの。進行したがんを、手術や放射線療法が行える状態まで小さくするためのものです。2つめが、再発予防のために手術後に行うもの。リンパ節に転移していたり、再発のリスクが高かったりする場合に行います。3つめが、再発時に行うもの。再発したがんを小さくすることが目的です。4つめが、放射線療法と同時に行うもの。海外の臨床試験によって、子宮頸がんの場合、放射線療法だけを行った場合より生存率が高まることが証明されています。

抗がん剤の投与のしかた

抗がん剤の投与のしかたには、3種類の方法があります。もっとも多く行われるのが「**静脈内投与**」。静脈内に抗がん剤を点滴し、全身に薬を行きわたらせる方法です。動脈内に注射する「**動脈内投与**」は、特定の部位に高い濃度の薬を投与するための方法。腹腔内に抗がん剤を注入する「**腹腔内投与**」は、卵巣がんが腹膜にまで広がっている場合などに行われます。

ここが大事!!

●複数の薬を組み合わせて行う

婦人科がんの化学療法では、数種類の抗がん剤を組み合わせて使うことがほとんどです。これを「多剤併用療法」と言い、臨床試験などによって、効果の高い組み合わせもわかっています。化学療法では、投薬後、3～4週間おいてから次の投薬を行います。休薬期間が必要なのは、抗がん剤で傷ついた正常な細胞が回復するのを待つためです。投与回数は病状や化学療法の目的によって異なります。

■婦人科がんの多剤併用療法の例■

多剤併用療法は、使われる薬剤の名前（または商品名）の頭文字を組み合わせた名称で呼ばれている

治療法の名称	使われる薬	対象となる病気
TC（TJ）	パクリタキセル、カルボプラチン	子宮頸がん、子宮体がん、卵巣がん
TP	パクリタキセル、シスプラチン	子宮頸がん、子宮体がん、卵巣がん
DP	ドセタキセル、シスプラチン	子宮体がん、卵巣がん
DC	ドセタキセル、カルボプラチン	子宮頸がん（腺がん）、卵巣がん
IEP	イホスファミド、塩酸エピルビシン、シスプラチン	子宮頸がん（腺がん）、子宮体がん、卵巣がん
AP	ドキソルビシン、シスプラチン	子宮体がん
CPT／NDP	塩酸イリノテカン、ネダプラチン	子宮頸がん
BOMP	ブレオマイシン、硫酸ビンクリスチン、マイトマイシンC、シスプラチン	子宮頸がん（扁平上皮がん）

化学療法の副作用

吐き気・嘔吐

抗がん剤が嘔吐中枢を刺激する

抗がん剤による副作用にはさまざまなものがありますが、多くの人が悩まされるのが吐き気や嘔吐《おうと》です。吐き気が起こりやすいのは、抗がん剤が脳の「嘔吐中枢」を刺激するため。さらに味覚が麻痺するため、食べものの味を不快に感じて吐き気を催すこともあります。吐き気の感じ方には個人差が大きく、強い吐き気に苦しむ人もいれば、ほとんど感じない人もいます。精神的な影響もあるといわれているので、「吐き気が起こるのではないか」と心配しすぎないことも大切です。

吐き気を軽減する薬を併用する

副作用による吐き気は2日間ほど続き、それ以降は治まることが多いようです。症状が強い場合は、事前に吐き気止めの薬(内服薬、点滴、坐薬など)を使用して症状を軽くします。また、抗がん剤の種類によって副作用の現れ方が異なるので、吐き気止めなどを使用しても症状が治まらない場合は、薬の種類をかえるという選択肢もあります。つらいときは遠慮せず、医師に相談してみましょう。

ここが大事!!

●食事は自分が食べたいものを

吐き気を感じるときは無理をせず、楽な姿勢でじっとしているのがいちばん。音楽を聞いたり本や雑誌を読んだりして気を紛らわすことも、つらさをやわらげるのに役立ちます。食事の内容に制限はないので、食べたいものを食べてかまいません。食欲がなかったり、食べると吐いてしまう場合は無理に食べる必要はなく、体調が改善するまで、点滴で水分と栄養を補います。

■吐き気の予防法＆対処法■

食べやすいものを食べる

食事は、無理なく食べられるものを食べればよい。一般に、温かいものより冷たいもの、水分が多くのど越しがよいものなどが食べやすい

- のど越しがいいもの
- 冷たいもの
- 柔らかいもの

ほかのことで気を紛らわす

副作用に対する不安が、症状を悪化させることも。投薬中は、音楽を聴くなどして気を紛らわすようにする

無理に食事をとらなくてもよい

食欲がなかったり、食べると吐き気が強くなる場合は、無理に食べなくてよい。水分や栄養は点滴で補うことができる

点滴or水分

食欲がない…×××

吐き気止めを使用

抗がん剤の投与前に吐き気止めの点滴などを行うことによって、吐き気を軽減することができる

吐き気止め

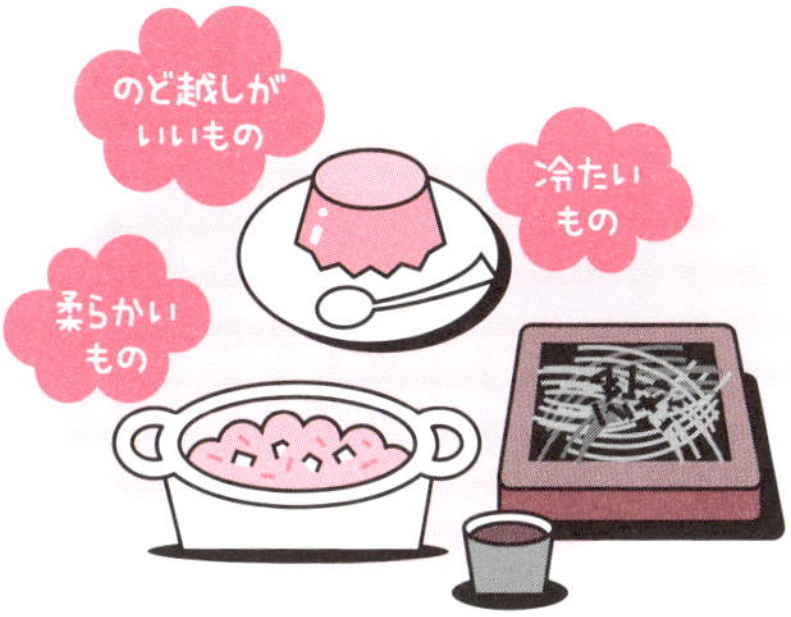

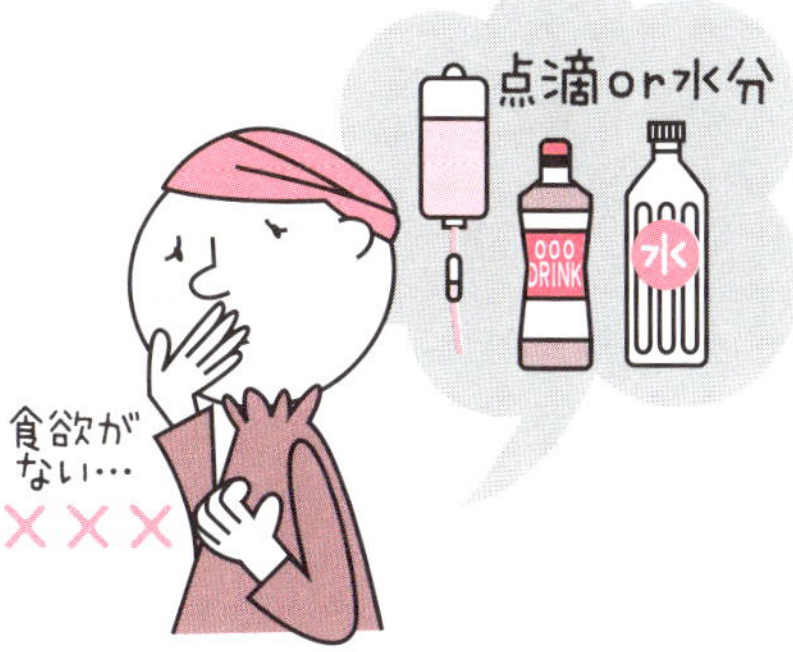

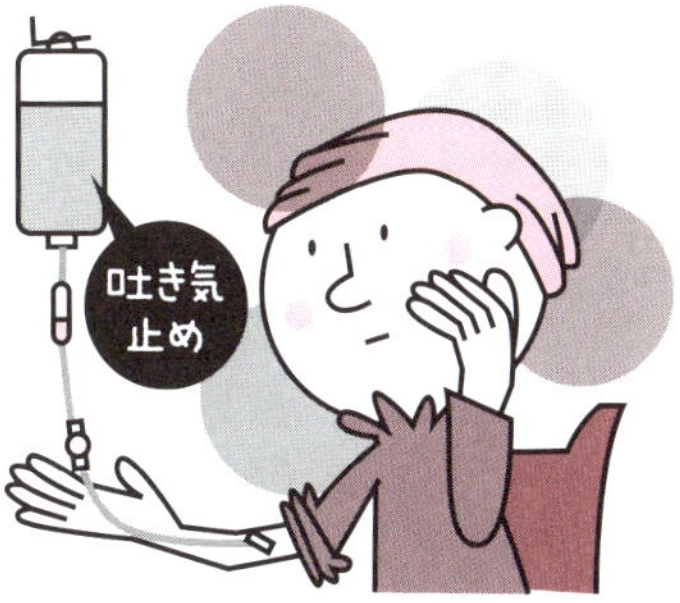

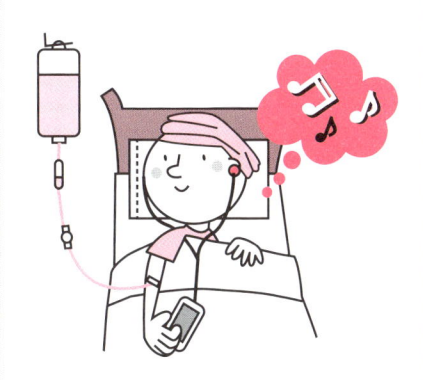

化学療法の副作用

脱毛

脱毛の量は抗がん剤の種類によって異なる

抗がん剤は、細胞分裂が活発な細胞に影響を及ぼします。髪をつくる毛根は細胞分裂が盛んなため抗がん剤によるダメージが大きく、脱毛が起こるのです。抗がん剤を初めて投与した場合、2～3週後から脱毛が始まります。体毛がすべて抜けてしまうほど脱毛が強く現れるのは、ドキソルビシン系やタキサン系の薬。それ以外のものは、脱毛が見られても、すべて抜けてしまうことはありません。脱毛しているときは肌が敏感になり、頭皮に痛みを感じやすくなります。皮脂や汗は低刺激性のシャンプーでそっと洗い流し、頭皮を清潔に保ちましょう。

かつらや帽子などは治療前に用意しておく

外出用のかつらや帽子、バンダナなどは、化学療法を始める前に準備しておくのがおすすめです。脱毛が始まってからだと、試着などがしにくいことがあるからです。かつらを使う場合、サイズが合わないと装着感がよくないので、十分に試着をして選びましょう。頭皮にやさしい素材を使った「医療用かつら」を使うのもよい方法です。

ここが大事!!

●脱毛は必ず元に戻る

女性にとって髪が抜けるのはつらいことですが、抗がん剤による脱毛は一時的なものです。抗がん剤治療の終了後、2～3カ月ほどたてば、再び髪が生え始めます。伸びる早さや毛量には個人差がありますが、半年～1年ほどで、かつらや帽子なしで外出することもできるようになるでしょう。頭皮への刺激を避けるため、パーマやカラーリングは、化学療法終了から1年ほどたってから始めるようにすると安心です。

■脱毛への対処法■

治療前にショートカットに

脱毛が予想される場合は、治療前に髪を短めにカットしておくとよい。ロングヘアにくらべて抜けた髪の量が少なく見え、脱毛した箇所も目立ちにくいので、精神的なつらさの軽減につながる

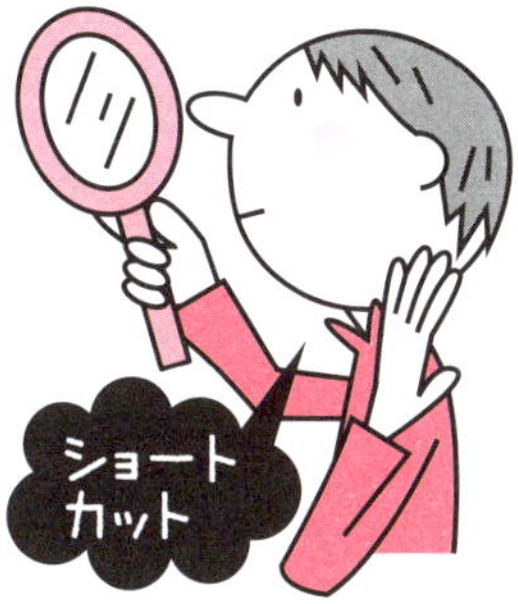

低刺激性のシャンプーを使う

脱毛が起こると頭皮が敏感になり、痛みを感じることがある。シャンプーは低刺激性のものを選び、やさしく洗う

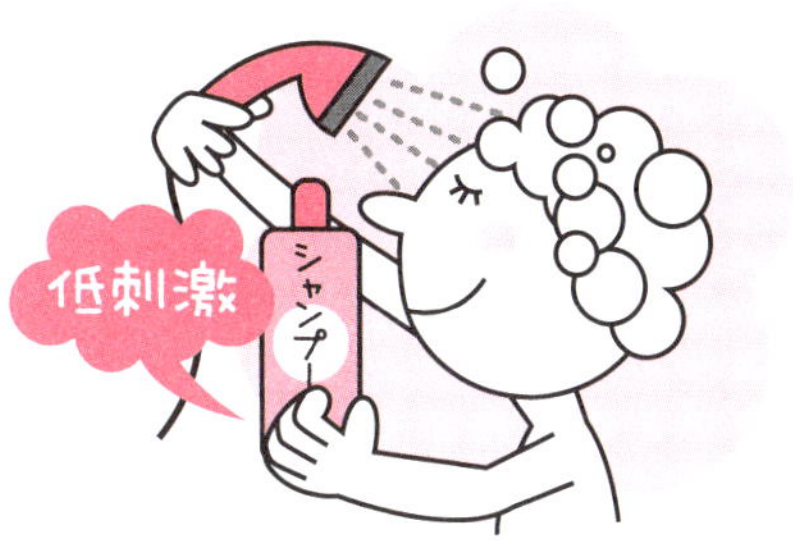

パーマなどは治療終了後1年待ってから

パーマ液やカラーリング剤は頭皮への刺激が強いので、治療終了後、1年ほど待ってから行うとよい

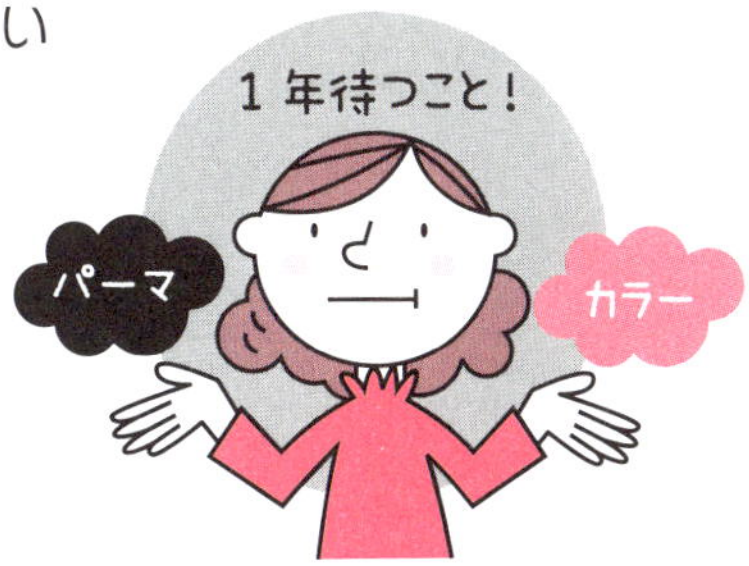

地肌には薬液を塗らない「ヘアマニキュア」なら、早めに始めてもOK！

かつらなどは事前に準備

脱毛が始まってしまうと、店頭での試着がしにくくなるため、かつらや帽子などは治療開始前に用意しておくとよい

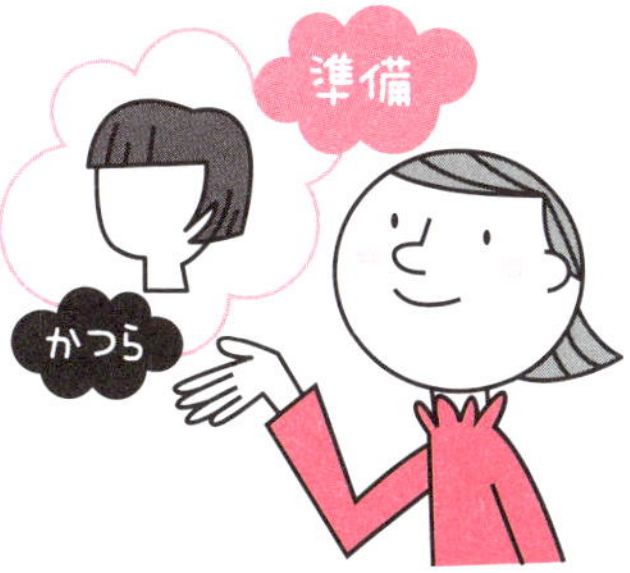

オーダーメイドのかつらは、注文してから受け取りまでに時間がかかることも！

骨髄抑制、下痢、その他の副作用

血液の成分が減少する骨髄抑制

抗がん剤は、血液の成分をつくる骨髄の細胞にもダメージを与えます。そのため、血液中の白血球、赤血球、血小板が減少する「**骨髄抑制**《こつずいよくせい》」が起こります。白血球の減少は、免疫力の低下につながります。感染症にかかるリスクが高まるので、日ごろから注意が必要です。細胞に酸素を運ぶ赤血球が減少すると貧血になり、症状が進むと疲れやすくなったり、息切れや動悸を感じたりします。血小板には出血を止める働きがあるため、減少すると皮下出血などが起こりやすくなります。自覚症状としては、あざができやすい、歯ぐきから出血する、などがあります。骨髄抑制は、薬の内服や注射、輸血などによって治療します。

腸の粘膜が傷つくことによる下痢

抗がん剤の中には腸の粘膜に影響を及ぼし、下痢を引き起こすものがあります。軽症の場合は薬で症状を抑えますが、重症の場合は水分を補う点滴が必要です。とくに白血球の減少も見られる場合は、細菌感染による腸炎にかかりやすいので注意しましょう。

ここが大事!!

●その他の副作用

副作用の現れ方は、抗がん剤の種類によって異なります。また、薬の量や組み合わせ、患者さんの体質なども症状を左右します。よく見られるのは、吐き気や脱毛、骨髄抑制、下痢といった症状ですが、このほかにも、腎臓や心臓への影響、手足のしびれ、口内炎、アレルギー反応など、さまざまなものがあります。治療開始前には医師から副作用についても具体的に説明を受け、対処法も頭に入れておくとよいでしょう。

骨髄抑制への対処法

白血球の減少

免疫力が低下し、感染症にかかりやすくなる

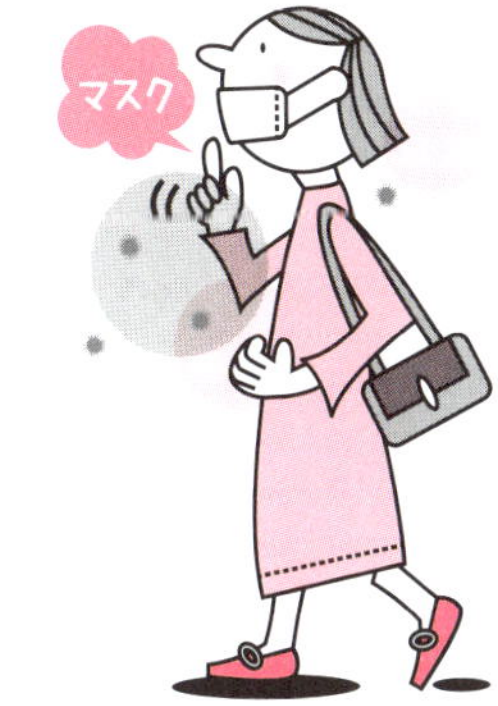

生活の工夫
- 人込みを避け、外出時はマスクをつける
- 手洗い、うがいをこまめに行う
- 白血球数が極端に減少しているときは、生ものを避ける

病院での治療法
- 重症の場合は、白血球をつくり出す薬を投与する

赤血球の減少

貧血になり、心臓への負担が大きくなる

生活の工夫
- 鉄が豊富な食材を積極的にとる

病院での治療法
- 軽症なら、鉄剤を投与する
- 重症の場合は赤血球の輸血を行う

血小板の減少

出血しやすく、血が止まりにくくなる

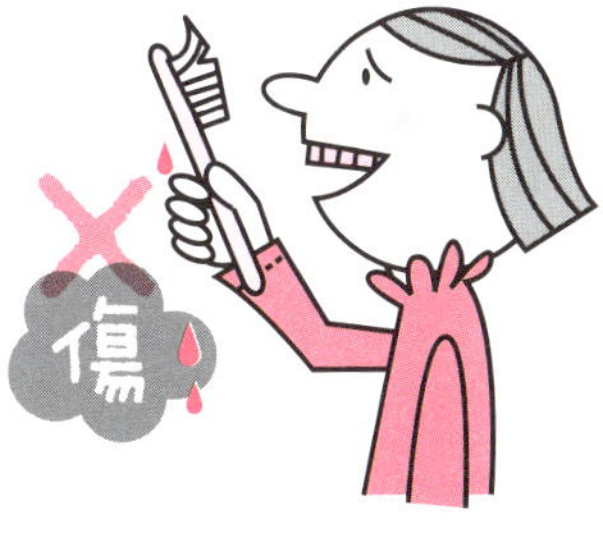

生活の工夫
- けがや打撲に注意する
- 皮膚をひっかいたり、歯磨きの際に歯ぐきを傷つけたりしないように注意する

病院での治療法
- 重症の場合は、血小板輸血を行う

■抗がん剤によるその他の副作用の例■

起こる可能性のある副作用	対処法	原因となる抗がん剤
腎機能の低下	水分補給や点滴、利尿剤で尿量を増やす	シスプラチン
手先や足先のしびれ、感覚まひ	ビタミン剤や漢方薬の内服	シスプラチン
胸が苦しくなる	心電図で異常の有無を検査。症状が出たときは心臓病の薬で治療	ドキソルビシン
アレルギー反応によるじんましんなど	事前に予防薬を投与。症状が出たら抗ヒスタミン剤の点滴、軟膏を塗るなど	パクリタキセル、ドセタキセル
筋肉痛・関節痛	痛み止めを投与	パクリタキセル
血尿（出血性膀胱炎）	抗がん剤投与後に、中和する薬を投与して予防	イホスファミド
肺線維症	予防のためにステロイド剤を併用	ブレオマイシン、硫酸ペプロマイシン

第3章

退院後の後遺症への対処のしかた

退院直後の注意

日常生活に戻るめやす

時間をかけて体力の回復を

がんの手術や入院治療が終わっても、すぐに手術前と同じ生活に戻れるわけではありません。回復のしかたは、手術の方法や放射線療法、化学療法の有無、後遺症の現れ方などによって大きく異なります。まずは体力の回復を第一に考え、無理をしすぎないことが大切です。最初は、次の日に疲れが残らない程度の家事や軽い散歩などから始め、少しずつ体を慣らしていきましょう。仕事内容にもよりますが、デスクワークであれば、職場復帰は退院後1〜1・5カ月後をめやすにします。

腹圧がかかる動作は避ける

退院後1カ月ほどは、重い荷物をもち上げるなど、おなかにぐっと力を入れる動作を避けます。腹圧によってリンパ浮腫（64ページ〜参照）やヘルニア（手術の際に縫い合わせた筋肉が開き、皮膚の下に腸の一部が飛び出す）が起こることがあるからです。食事の内容に制限はありませんが、手術後3カ月ほどは腹七分目を心がけましょう。食べ過ぎは腸閉塞の原因になることがあるからです。

ここが大事!!

●出血やおりものにも注意

手術後の出血は、通常、術後10日ほどでなくなります。その後も、出血や血のまじったおりものなどが見られることがありますが、少量であれば問題がないことがほとんどで、縫合した糸に対する異物反応や、膣の炎症が原因であることが多いようです。ただし、再発などに伴うものである可能性もあるので、医師に相談を。とくに、出血量が多かったり、おりものに悪臭があったりする場合は、すぐに受診しましょう。

日常生活の注意

家事

退院直後は立っているだけでも疲れることがあるので、無理をしない。家族に協力してもらい、家の中のことから少しずつ始めるとよい

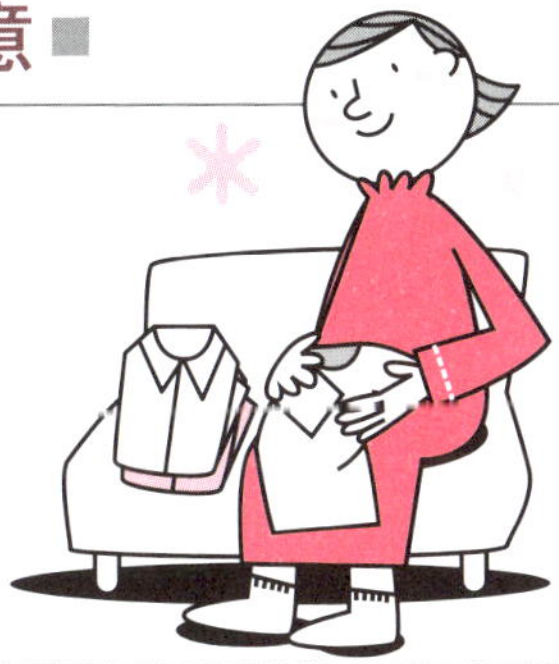

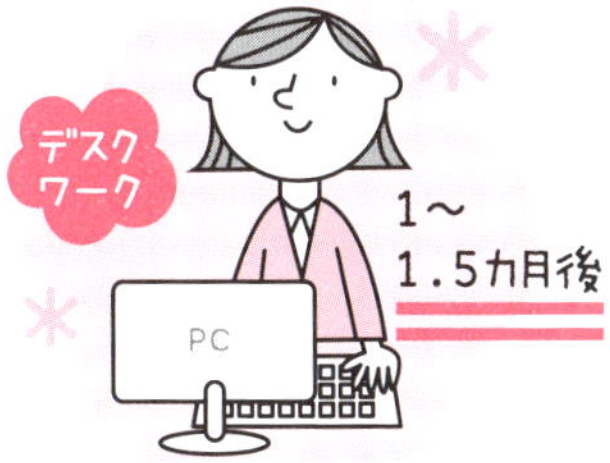

仕事

デスクワークなら、退院後、1～1.5カ月後をめやすに再開する。重いものをもつ仕事の場合は、復帰時期を遅らせたり、仕事内容を変えてもらったりするとよい

運動

散歩など、体に負担をかけないことから始める。スポーツを始めるのは、家事や仕事が手術前と同様にこなせるようになってから

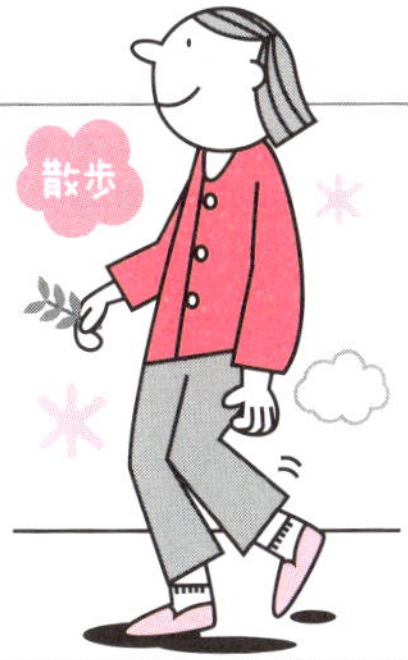

術後1カ月ほどは、腹圧がかかる動作を避ける

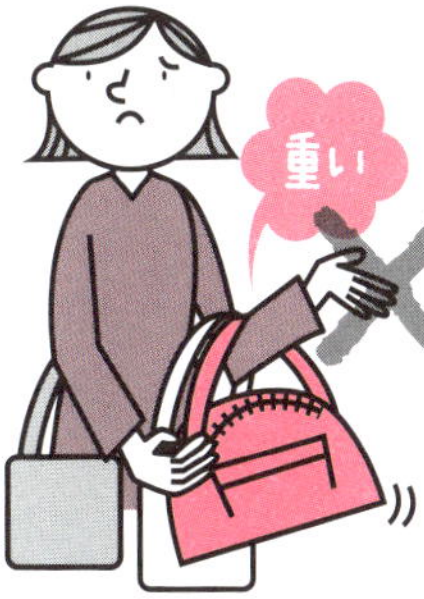

重い荷物を持つ

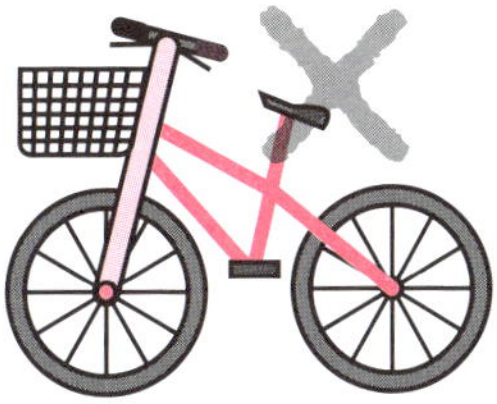

自転車に乗る

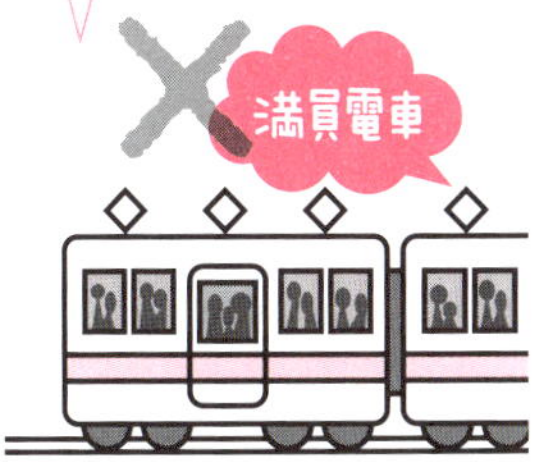
電車が揺れて踏ん張るときに腹圧が！
満員電車

満員電車に乗る

手術痕のケア

退院時には創はふさがっている

創口《きずぐち》は、手術後3日ほどで閉じます。退院時には抜糸も済み、手術痕はかさぶたになっているので、とくに消毒したりガーゼなどで保護したりする必要はありません。ただし、服などでこすれると、かさぶたがはがれて少量の出血が起こることがあります。服の汚れを防ぎたいときは、ガーゼなどで覆っておいてもよいでしょう。ほとんどの場合、退院時には創口が開かない状態になっていますが、まれに何らかの理由で創口がふさがりきらないことがあります。その場合は、医師の指示に従って消毒を行い、創口を清潔に保ちます。

創が治りにくい人は事前に医師に伝えておく

手術痕の肌はいったんかたくなり、その後、徐々にやわらかくなっていきます。周りとほぼ同じ状態になるまでには1年ほどかかります。また、体質によっては、手術痕の皮膚が盛り上がる「ケロイド」になってしまうことがあります。ケロイドを予防する方法もあるので、創が治りにくい体質の人は、手術前に医師に伝えておきましょう。

ここが大事!!

●創口の異状に気づいたら

皮膚表面の手術の痕は、自然に治っていきます。ただし、創口が開いて出血する、膿が出る、創口に痛みや腫れが起こる、などの症状が現れた場合は、すぐに病院へ行きましょう。手術痕がケロイドになってしまったときも、多くの場合は時間とともに目立たなくなっていきます。ただし、まれに皮膚の盛り上がりが創口の周りへ広がっていくことがあります。ケロイドを治療する方法もあるので、気になる場合は医師に相談しましょう。

■退院後の手術痕のケア■

ほとんどの患者さんはとくにケアは不要!!

医師から指示があった場合は消毒などのケアを

退院時に創口がふさがりきれていない場合は、医師の指示に従って創口を洗ったり消毒したりする

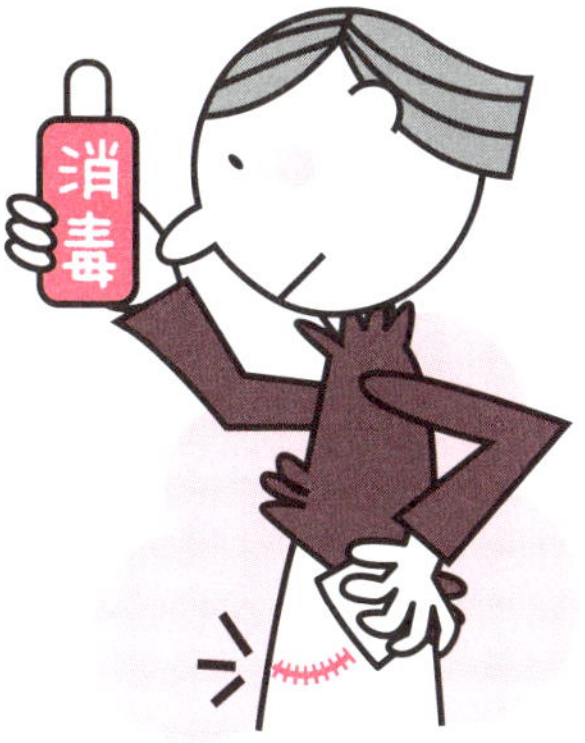

消毒などは必要ない

創口がふさがっている場合は、消毒したりガーゼで保護したりする必要はない。ただし、入浴などの際、創口をごしごしこすったりしないように

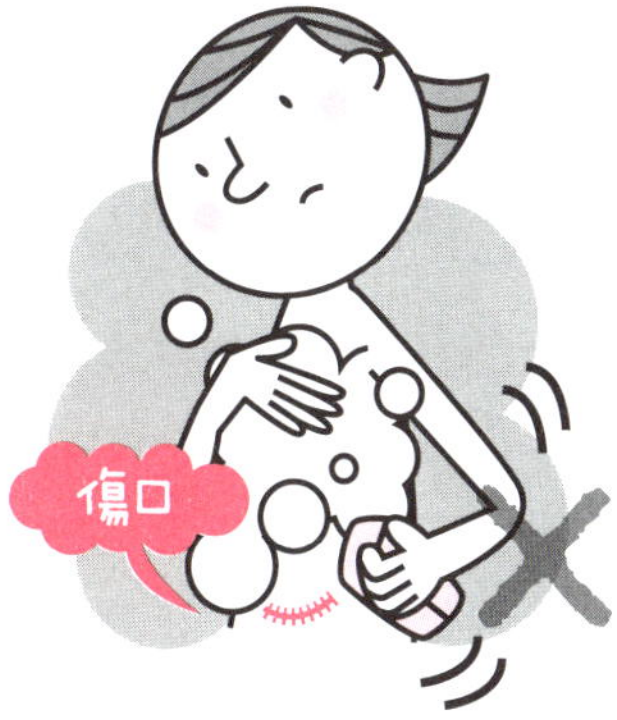

ケロイドが気になるときは医師に相談を

ケロイドを改善する治療法もあるので、まずは主治医に相談するとよい

ケロイドの治療法の例

- 絆創膏で皮膚の盛り上がりを圧迫する
- ステロイド入りの軟膏を塗る
- ステロイド剤をケロイドの部分に注射する
- 電子線を照射する
- ケロイドを切除し、周囲の皮膚を縫いよせる

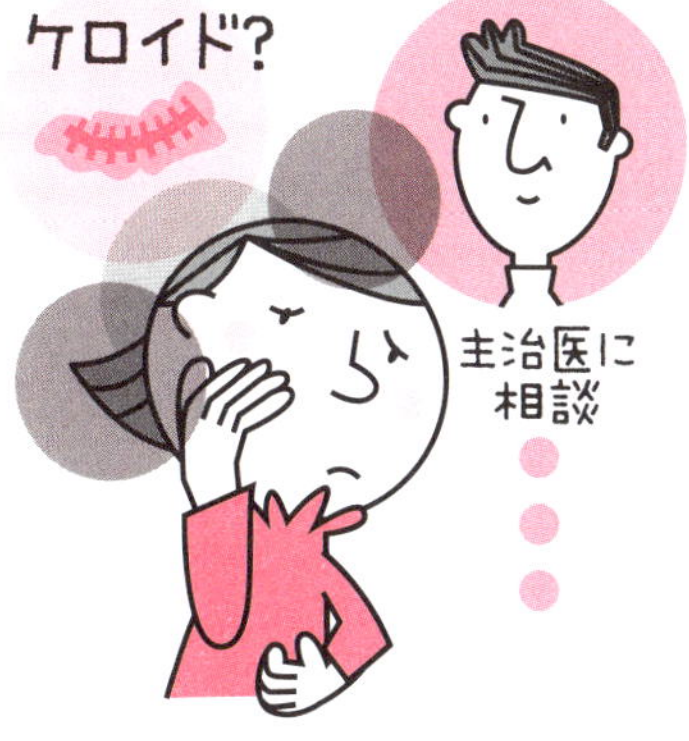

後遺症への対処法

排尿障害

排尿に関わる神経が手術によって傷つく

広汎《こうはん》子宮《し》全摘出術《きゅうぜんてきしゅじゅつ》の後遺症として多く見られるのが、排尿障害です。手術によって膀胱《ぼうこう》につながる神経の一部が傷つくために起こります。また、術後に放射線療法を行った場合、膀胱や周囲の組織がダメージを受けることも症状を重くする原因になります。手術後の入院期間中には、排尿の練習(膀胱訓練)も行います。排尿障害は時間とともに改善されていくことが多いのですが、回復の時期や度合いには個人差があります。

骨盤底筋をきたえる体操で改善を

排尿障害の症状には、尿意がなくなる・弱まる、尿を出しきれない、残尿感、頻尿、尿もれなどがあります。排尿障害があると日常生活の快適さが損なわれるだけでなく、細菌感染を起こしやすくなるため膀胱炎などのリスクも高まります。尿が出にくい場合は時間を決めてトイレに行く、尿もれがある場合は専用のパッドを使う、といった生活上の工夫も必要です。尿漏れの改善には骨盤底筋をきたえる体操(47～49ページ参照)も有効です。

ここが大事!!

●自己導尿を行うことも

ある程度時間がたっても排尿がうまくいかないときは、尿道にカテーテルを入れる「自己導尿」が必要になることもあります。自己導尿は、主治医や泌尿器科の医師の指導を受けて行います。尿路感染症を防ぐため、器具は常に清潔に保ち、器具を扱う際はきちんと手を洗いましょう。尿路感染症は、抗生物質による治療が必要です。高熱が出る、排尿時に痛みがある、尿がにごるなどの症状が出たときは、すぐに受診しましょう。

骨盤底筋をきたえる体操

●仰向けエクササイズ

①仰向けになり、脚を肩幅に開いてひざを曲げる。腹筋には力を入れない
②肛門、膣、尿道を胃のほうへもち上げるイメージで力を入れ、5つ数えて力を抜く

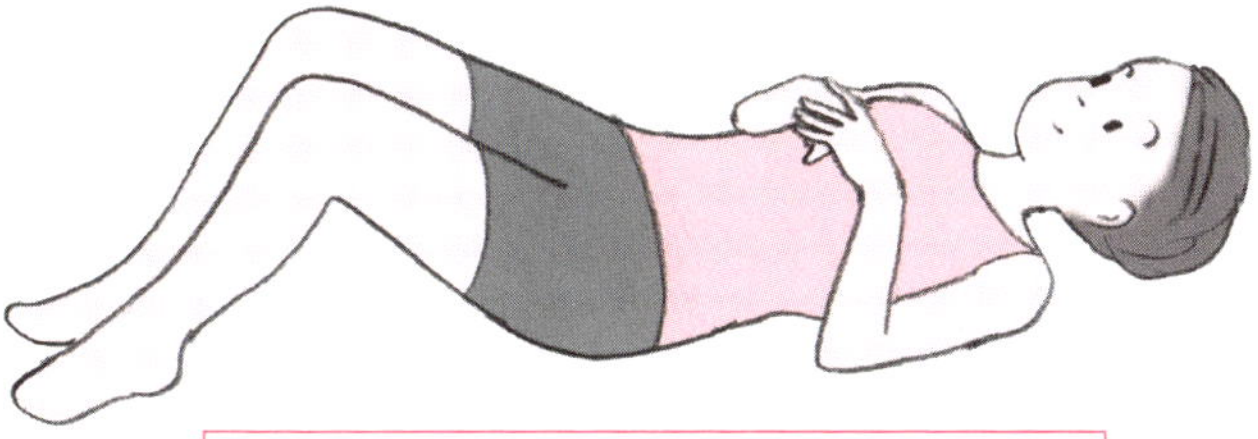

10回／1セット➡1日8～10セット

●タオルはさみ

①いすに深く腰かけて背すじを伸ばし、足の裏を床につける
②ひざの間に丸めたバスタオルをはさみ、両側からしめつける。4つ数えて力を抜く

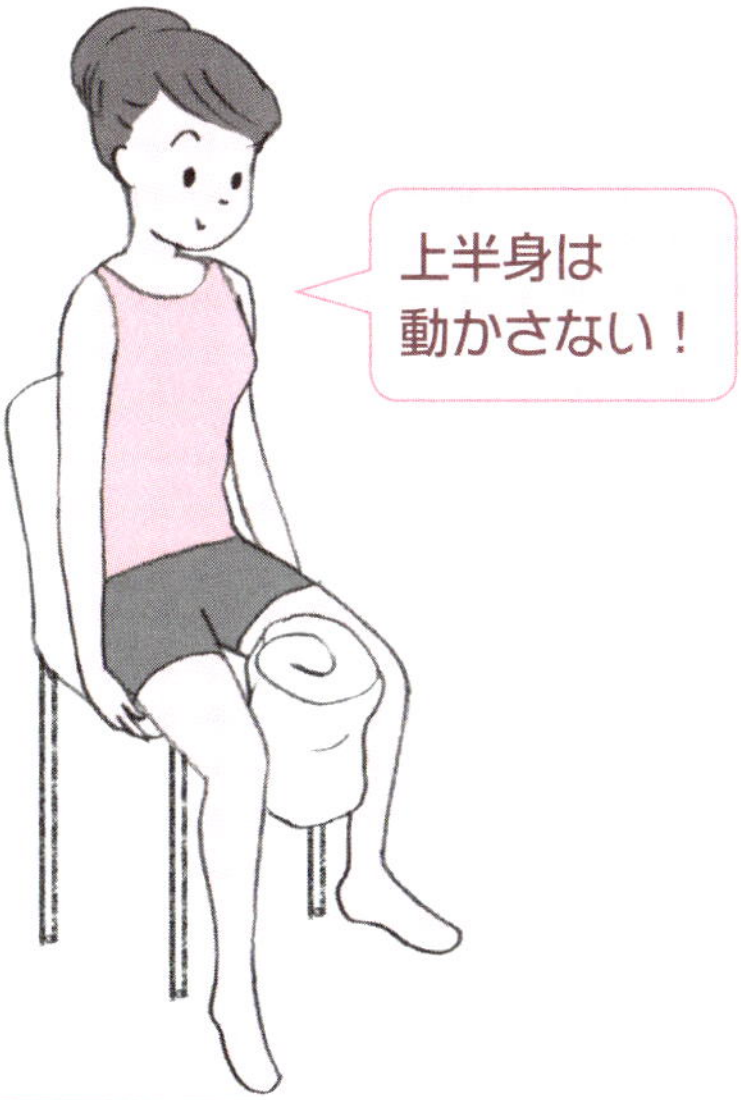

10回くり返す

●腰かけエクササイズ

①いすに深く腰かけ、足の裏を床につける。腹筋には力を入れない
②肛門、膣、尿道を胃のほうへもち上げるイメージで力を入れ、5つ数えて力を抜く

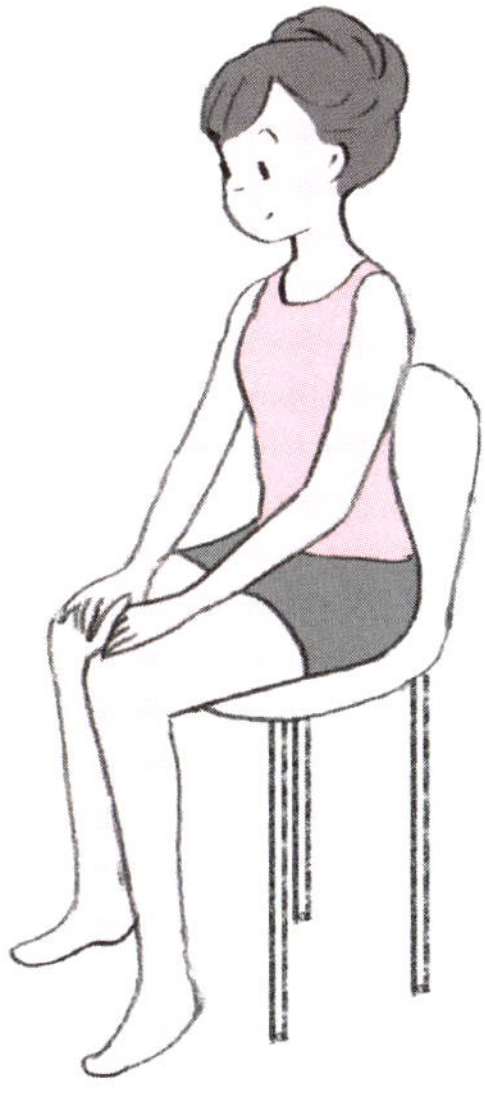

10回／1セット➡1日8～10セット

●プチ腹筋　5～10回くり返す

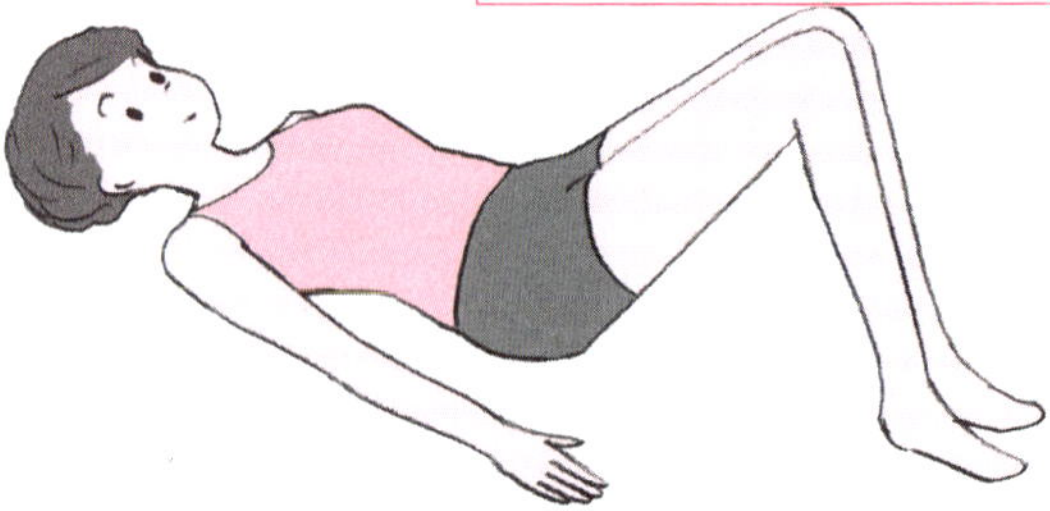

①仰向けになり、ひざを曲げる。両腕は体の両脇へ自然に伸ばす

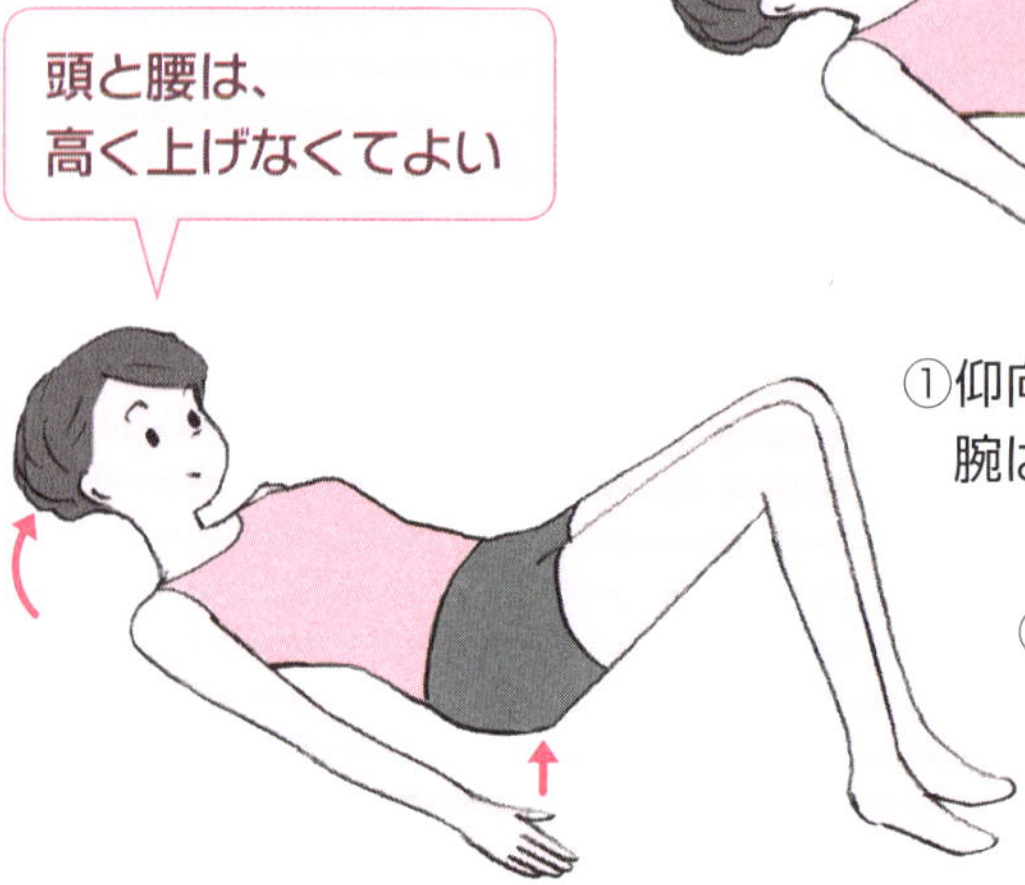
頭と腰は、
高く上げなくてよい

②おへそを見るように頭を上げ、同時に腰も上げる。3つ数えて、頭と腰をゆっくり下ろす

●座ってキック　左右交互に10回くり返す

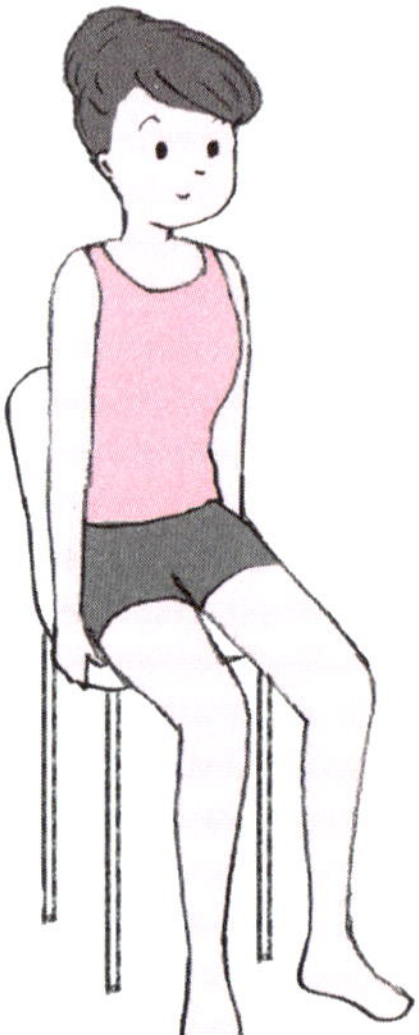

①いすに深く腰かけて背すじを伸ばし、足の裏を床につける

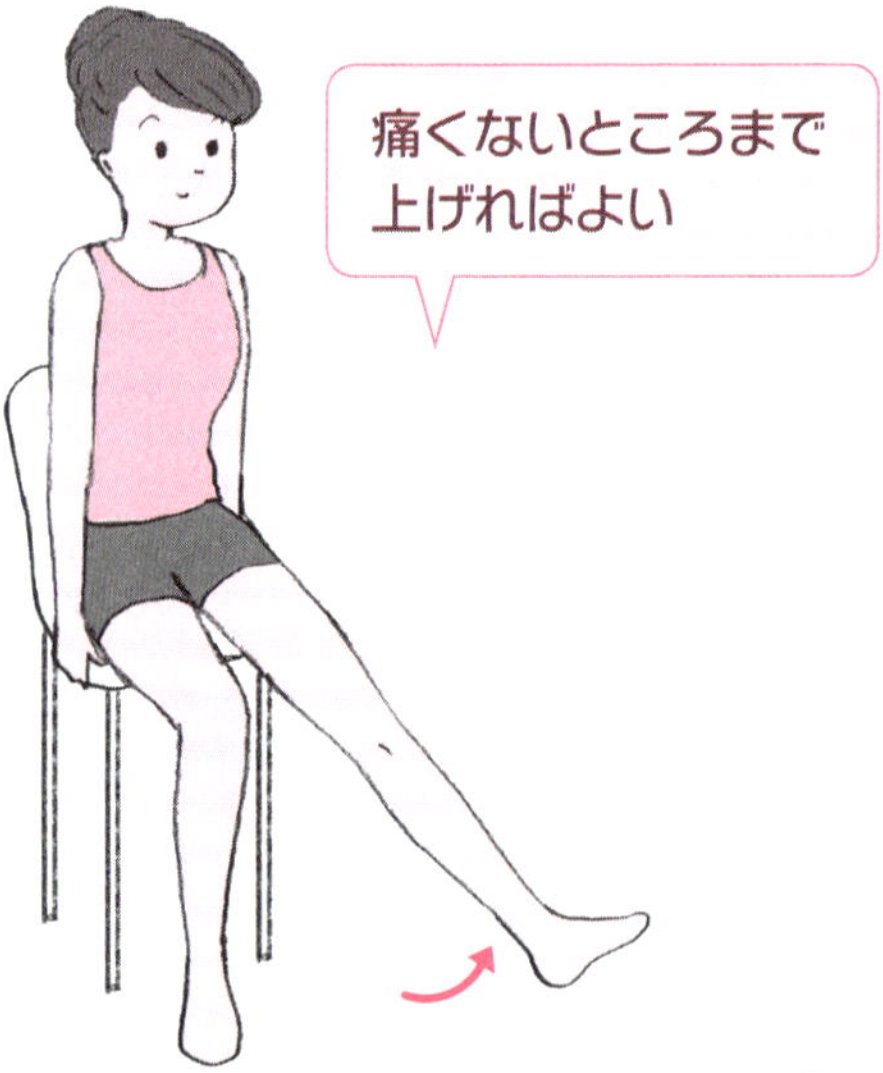
痛くないところまで
上げればよい

②片方の足をまっすぐに伸ばし、できれば太ももの高さまで上げる。4つ数えて下におろす。反対側も同様に

●足上げプチ腹筋 左右交互に3〜5回くり返す

かかとをしっかり
つけて支える

① 仰向けになり、ひざを曲げる。両腕は体の両脇へ自然に伸ばす

② おへそを見るように頭を上げ、同時に片方の脚を伸ばして上げる。4つ数えて、頭と脚をゆっくり下ろす。反対側も同様に

●足上げツイスト 左右交互に5〜10回くり返す

できればひじを
肩の高さまで
上げる

② 上半身をひねり、右ひじと左ひざをつける。上半身は前に倒さず、ひざを上げるイメージで。反対側も同様に

① いすに深く腰かけて背すじを伸ばし、足の裏を床につける。ひじを曲げ、両腕を上げる

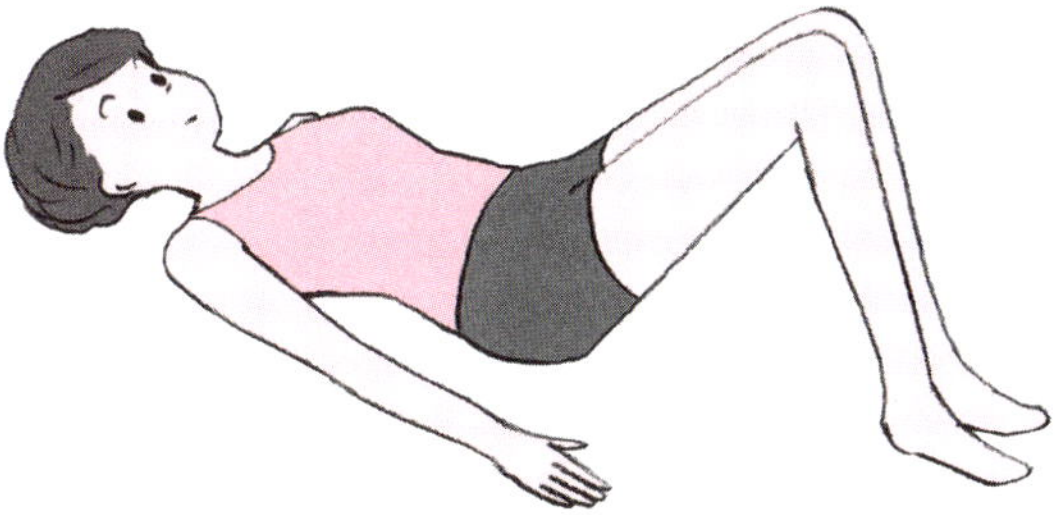

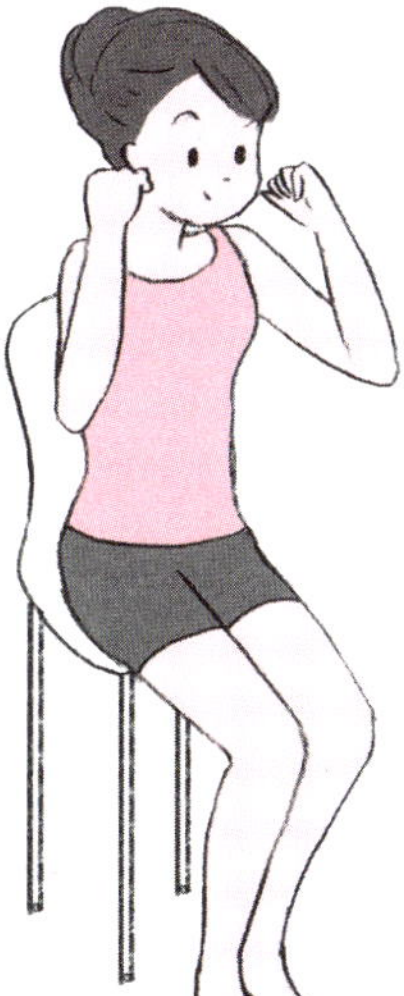

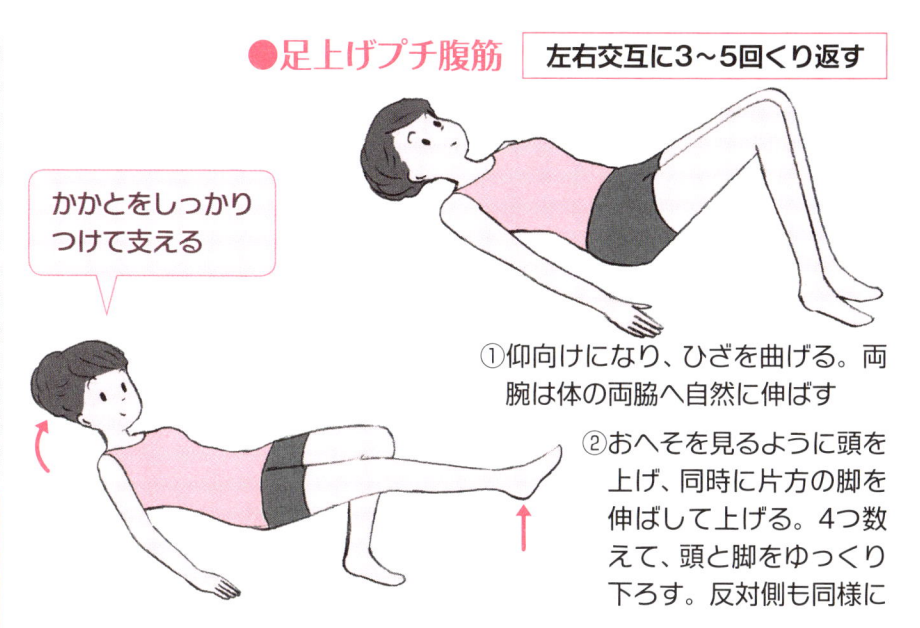

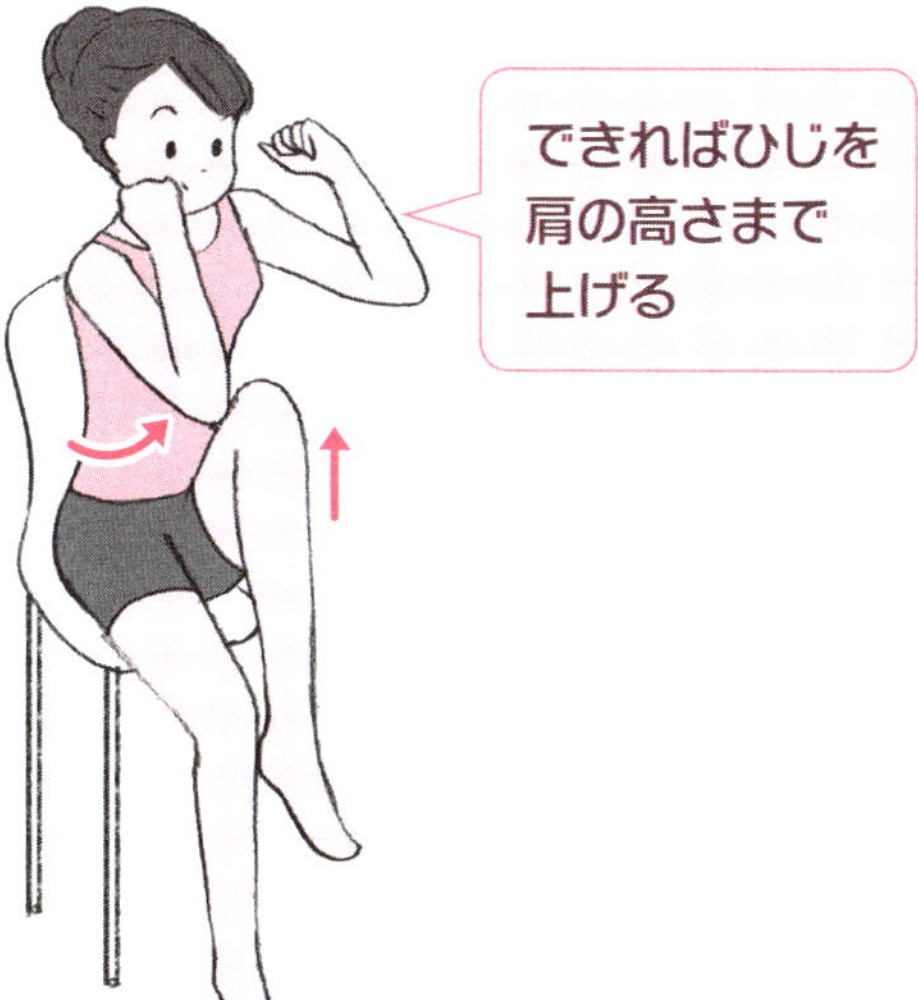

後遺症への対処法

便秘

腸の働きが低下して排便障害に

広汎子宮全摘出術を受けた患者さんには、排便障害も起こりやすくなります。なかでも、もっとも多く見られるのが便秘。手術によって腸につながる神経の一部が傷つき、腸の動きが低下することが主な原因です。術後の体力の低下や筋力の衰えが、かかわっていることもあります。

まずは食事の工夫や運動で改善をめざす

便秘を改善するためには、まず生活の見直しが必要です。食事の量が少なすぎることや水分不足が便秘の原因となることもあるからです。適量の食物繊維を含むバランスのよい食事を規則的にとり、適度な水分補給も心がけましょう。適度な運動で腸を刺激することも有効です。食事や運動だけで症状が改善しない場合は、薬を使います。便秘が続くと、便がかたくなります。排便の際にいきむことが尿もれや痔の原因になる場合もあるので、がまんしすぎないことも大切です。便秘薬は自己判断で市販薬を選ばず、医師に相談して症状に合うものを処方してもらいましょう。

ここが大事!!

●下痢に悩まされるときは

がんが進行して腸の一部を切除する手術を受けると、下痢や頻便（排便の回数が多い）が起こりやすくなります。下痢は時間とともに治まっていきますが、頻便の症状は続くことも多いようです。便をかたくする薬などで改善することもできるので、つらいときは医師に相談してみましょう。腸を刺激する食べものや飲みものは避ける、腹部を冷やさないなど、食事や生活のしかたに気を配ることも症状の改善に役立ちます。

便秘を改善するために心がけたいこと

食物繊維を
適度にとるようにする

食物繊維をとりすぎると、かえって便秘が悪化したり腸閉塞を起こしたりすることもあるので、ほどよい量を！

生活リズムを整え、
食事は1日3回、
決まった時間にとるようにする

こまめにお茶や水を飲み、
十分に水分を補給する

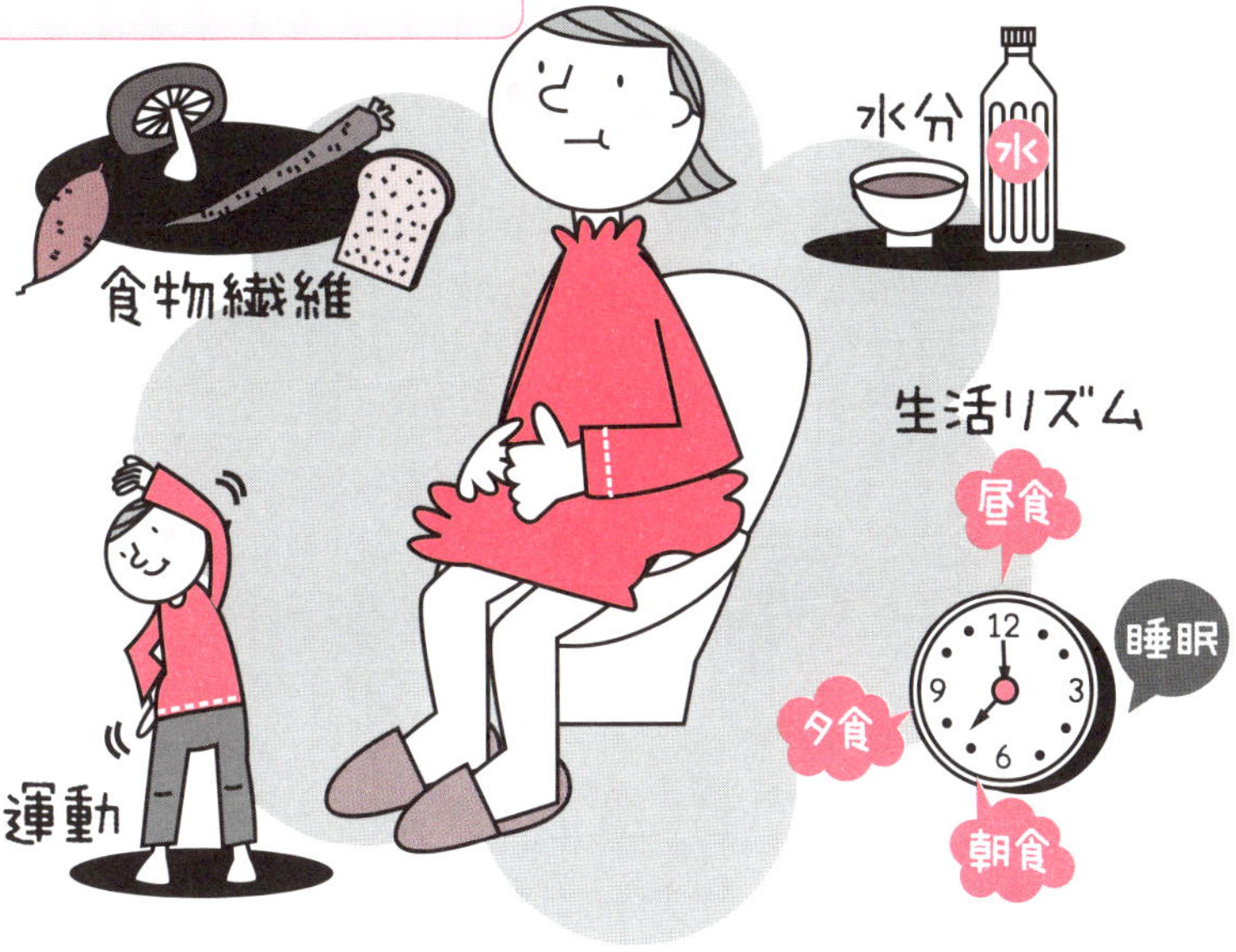

体力に応じて適度な運動をし、
腸を刺激する

朝食後など、
決まった時間にトイレに行く

便意を感じないときは、無理に強くいきんだりしない

■便秘解消に役立つ簡単エクササイズ■

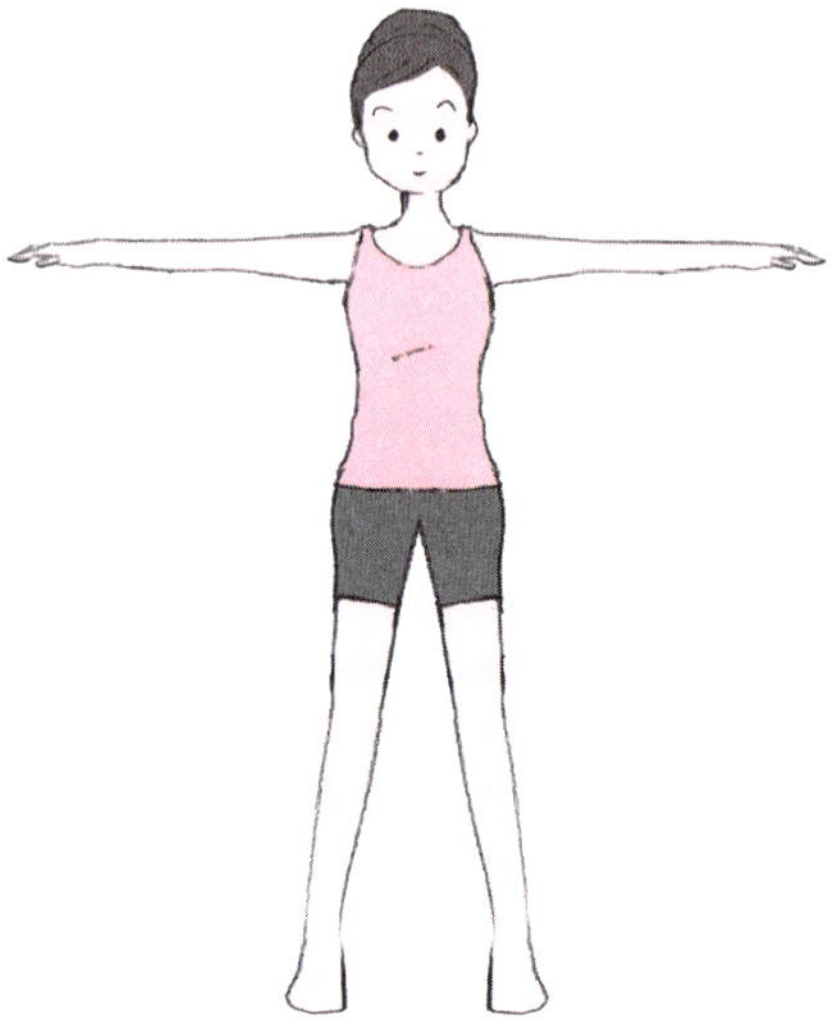

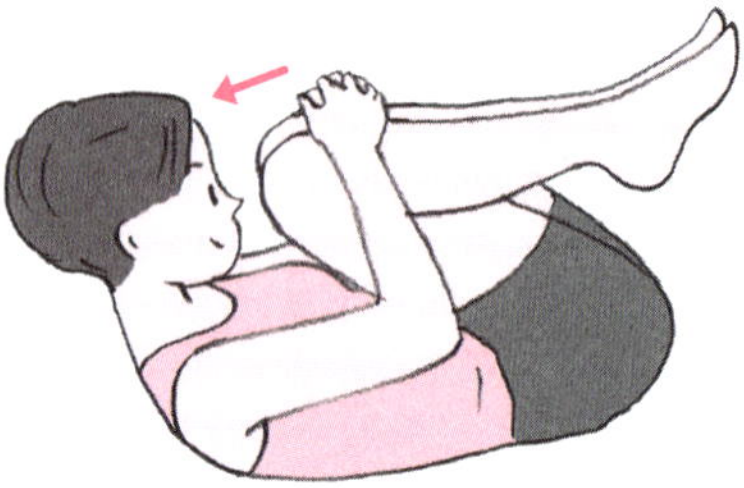

●ひざ抱えストレッチ

①仰向けになってひざを曲げ、ひざの下で両手を組む
②頭とひざを近づけるように、ゆっくりと背中を丸める

●上体ひねり

①肩幅に脚を開いて立ち、両腕を真横に伸ばして上げる
②上半身をゆっくりと左右にひねる

●骨盤揺らし

①うつぶせになり、脚は肩幅に開いてつま先をのばす。両ひじを直角に曲げて床につき、上体を上げる
②腰をゆっくりと左右に揺らす

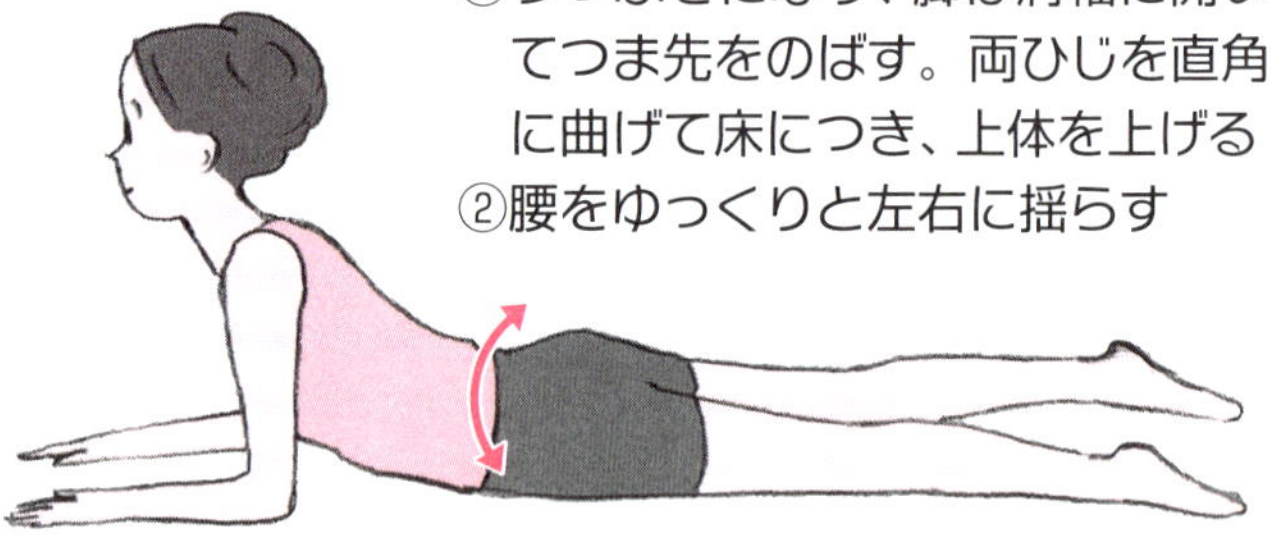

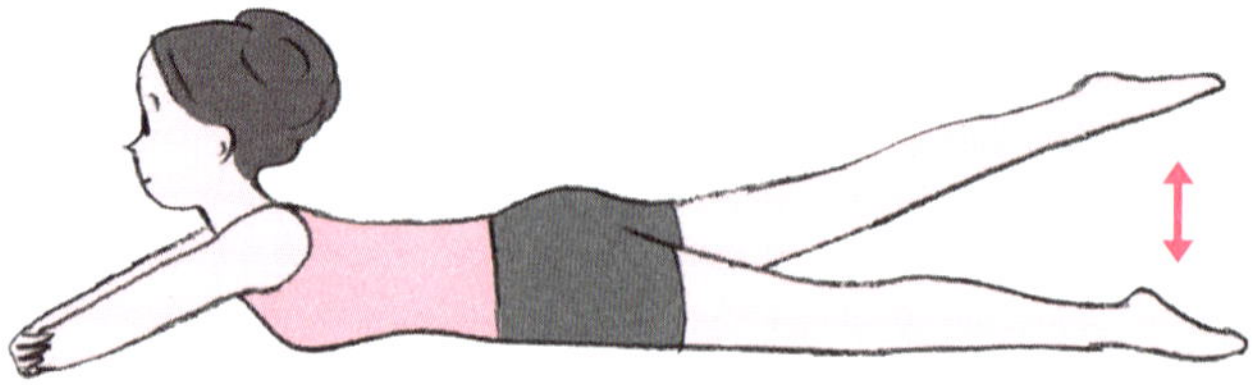

●ばた足エクササイズ

①うつぶせになり、両腕をあごの下で組む
②ひざを伸ばしたまま、左右の足を交互に上げ下げする

■便秘解消に役立つマッサージ&ツボ押し■

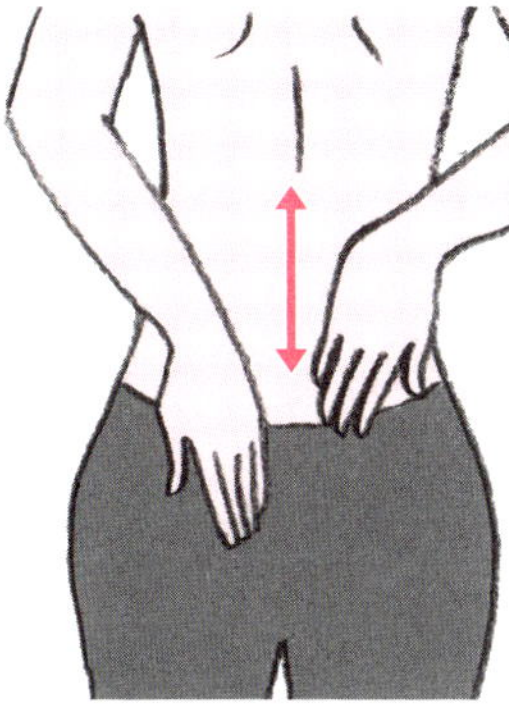

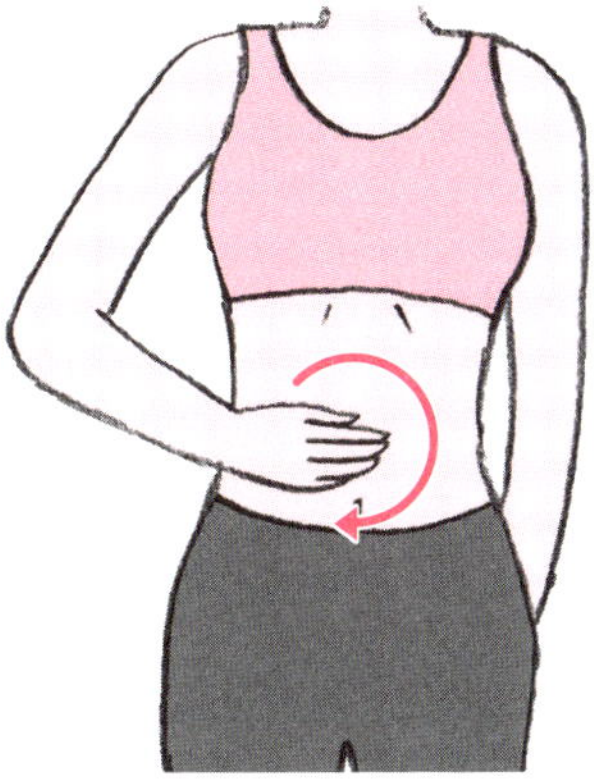

●背中マッサージ

自然な姿勢で立つ。腰のあたりに両手のひらを当て、上下にさする

●くるくるマッサージ

自然な姿勢で立つ。おへそを中心に、時計回りに円を描くように手のひらでさする

大腸兪《だいちょうゆ》

腰骨の高さで、背骨から左右にそれぞれ指の幅2本分外側

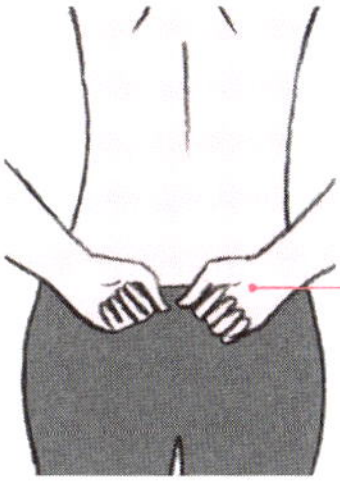

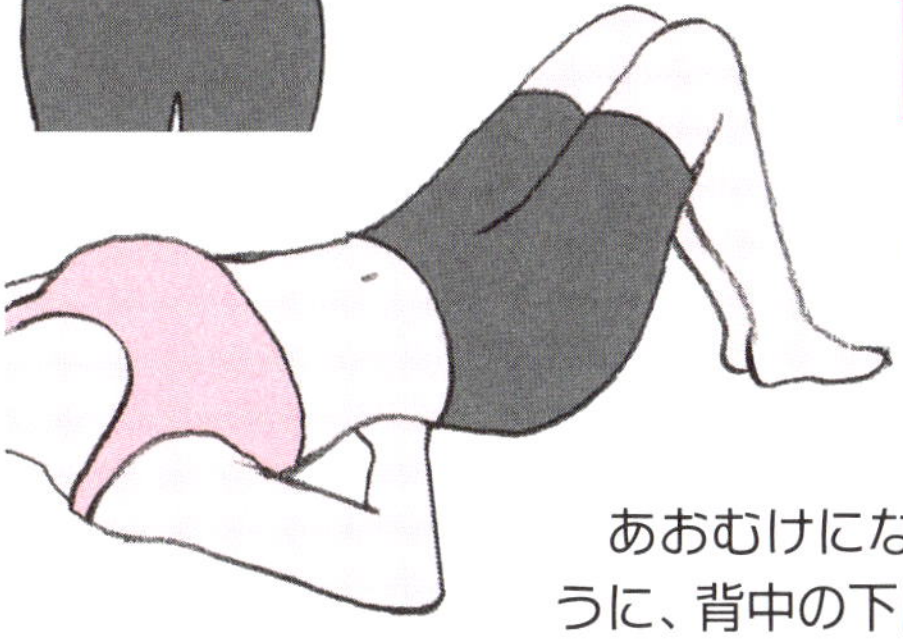

あおむけになり、大腸兪に当たるように、背中の下にこぶしを入れて押す

親指と人さし指の付け根の骨が交わるところの内側

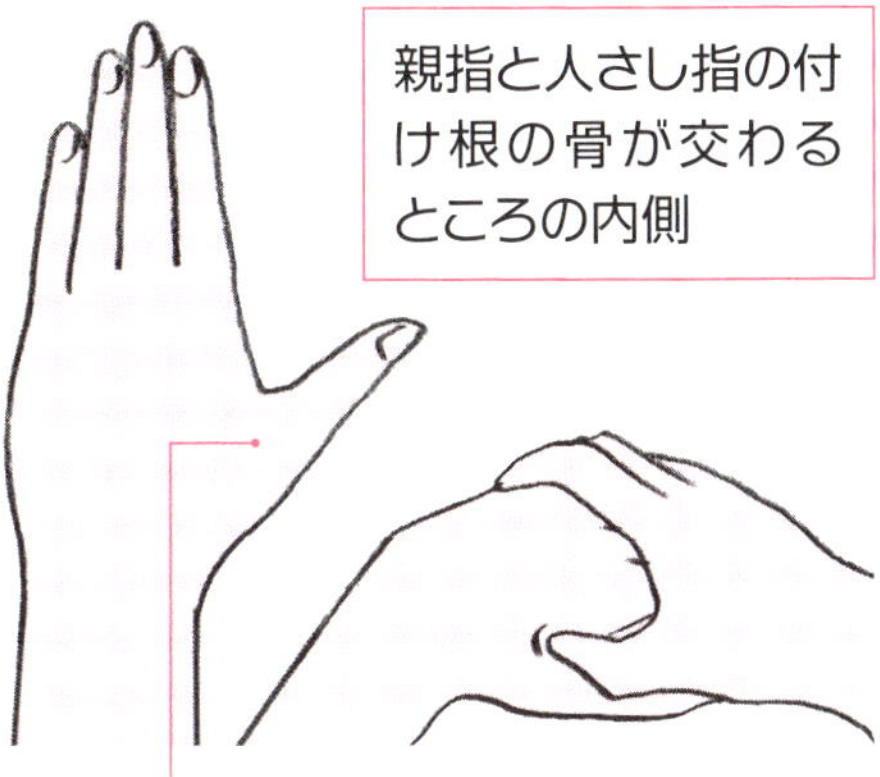

合谷《ごうこく》

反対側の親指と人さし指で手のひらをはさむようにして押す

後遺症への対処法

腸閉塞

手術後に起こる腸の癒着がきっかけに

腸閉塞（イレウス）とは、腸の内容物がうまく流れなくなる状態のこと。婦人科がんに限らず、開腹手術はすべて腸閉塞の原因になります。手術後の創が治る過程で腸と腸、腸と腹壁などが癒着することがあり、その際、腸が変形すると腸閉塞が起こるのです。とくに注意が必要なのは、卵巣がんの手術後。卵巣がんの場合、転移を防ぐため大網《たいもう》（胃から腹腔内に垂れ下がっている網状の組織）を切除します。大網がなくなると腸と腹壁が接する部分が増えるため、癒着が起こりやすくなるのです。腸の癒着のほか、便秘から腸閉塞が起こることもあります。

症状に気づいたらすぐに病院へ

腸閉塞の主な症状は、おなかが張って苦しい、ガスや便が出ない、吐き気がする、など。腸閉塞が疑われる症状に気づいたら、すぐに病院へ行きましょう。腸閉塞を予防するためには、食べ過ぎないように注意することと、便秘をしないことが大切です。食物繊維のとり過ぎも腸閉塞の原因になることがあるので、注意が必要です。

ここが大事!!

●腸閉塞の治療法

腸閉塞が起こったときは、入院が必要です。症状が軽ければ点滴で水分と栄養を補給しながら絶食し、腸の働きがもどるのを待ちます。それだけでは改善しない場合は、鼻から胃や腸までチューブを入れて内容物をとり出す治療を行います。こうした治療を1週間ほど続けてもよくならないときは、癒着が起こっている部分をはがしたり、腸のつまっているところを切除してつなぎ直したりする手術が必要になります。

■腸閉塞の三大症状■

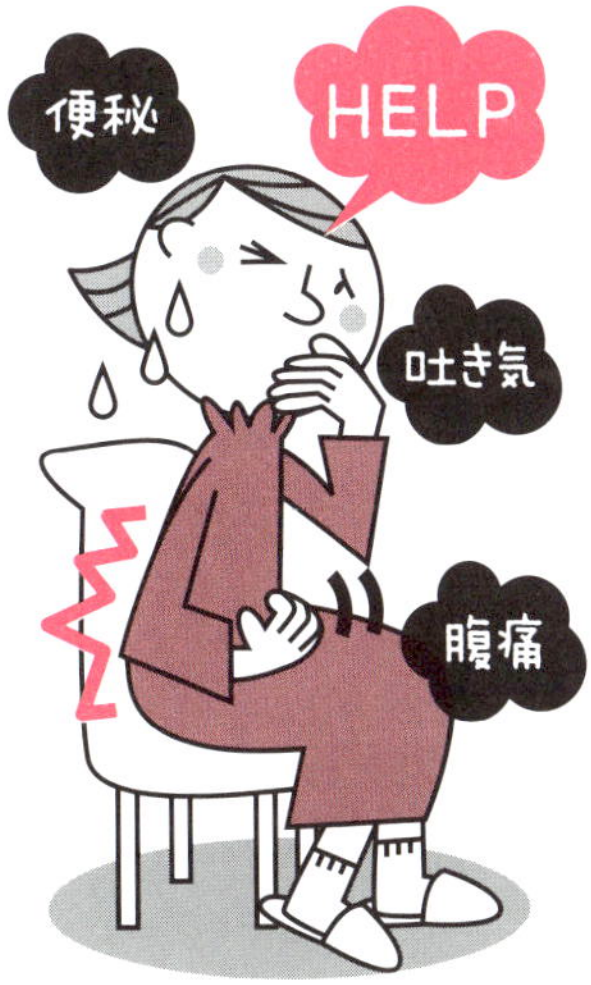

おなかが張って苦しい、痛い

ガスや便が出ない

吐き気や嘔吐

■腸閉塞を予防するために■

便秘をしない

2日間便通がなかったら、薬を使ってでも排便したほうがよい

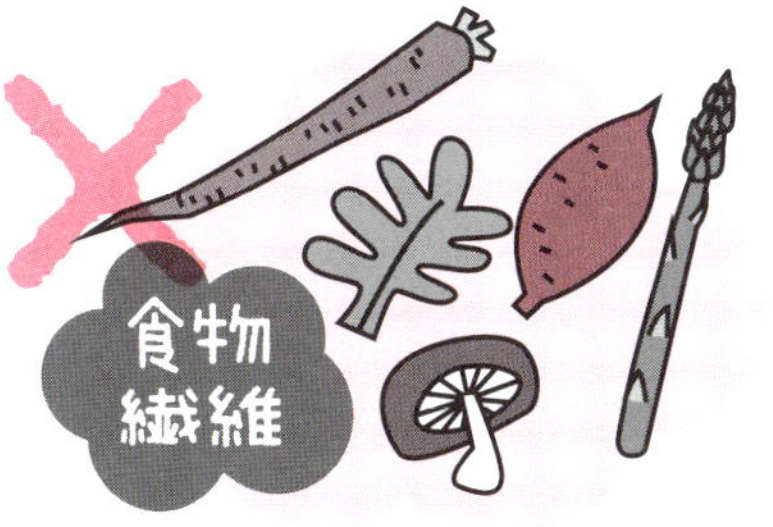

食べ過ぎないようにする

食事は腹七分目～八分目に。一度にたくさん食べないように注意

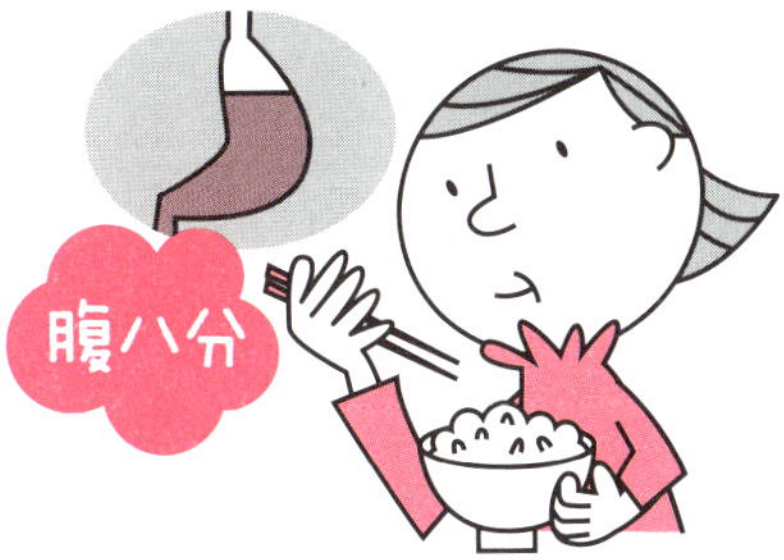

！ 食物繊維が豊富な食品は便秘解消に役立つイメージがあるが、腸の働きが悪いときにとり過ぎるのは逆効果

後遺症への対処法

卵巣欠落症状

卵巣の切除によってホルモンバランスがくずれる

閉経前の人が両方の卵巣を切除したり、卵巣を残していても放射線療法などの影響で機能が失われたりした場合、「**卵巣欠落症状**《らんそうけつらくしょうじょう》」が起こることがあります。原因は、卵巣でつくられる女性ホルモンの一種・エストロゲンが分泌されなくなること。ホルモンのバランスが一時的にくずれるため、顔のほてりやのぼせ、汗をかく、体がだるい、頭痛、イライラするなど、いわゆる更年期障害と同じ症状が現れます。症状の現れ方は個人差がありますが、若い人ほど強く出るようです。

症状が重い場合は薬物療法も

卵巣欠落症状の多くは、時間とともに治まっていきます。症状の現れ方には精神的な影響も大きいので、趣味を楽しむなど、リラックスできる時間をもつことも大切です。重症の場合は、薬で女性ホルモンを補う「**ホルモン補充療法**」で症状をやわらげることもできます。ただし、子宮体がんに対しては、ホルモン補充療法が行えません。薬を処方する場合、症状に合わせて漢方薬や精神安定剤などが使われます。

ここが大事!!

●さまざまな卵巣欠落症状

卵巣欠落症状としてよく見られるのは、ほてり、動悸、めまいといった自律神経失調症状や、憂うつになる、イライラする、眠れないなどの精神症状。肩こりや腰痛、関節痛などが起こることも多いようです。手術によって変化したホルモンバランスに体が慣れれば、症状は治まります。薬物治療も有効ですが、ひとりでつらさを抱え込まないことも大切。家族や身近な人には病気や体調のことを話し、協力を求めましょう。

■卵巣欠落症状の例■

自律神経失調症状
顔のほてり、のぼせ、暑くないのに汗をかく、動悸、めまい　など

精神症状
ぐっすり眠れない、イライラする、憂うつになる、疲労感が続く　など

その他の症状
頭痛、肩こり、腰痛、関節痛　など

卵巣欠落症状には、骨粗しょう症（58ページ参照）のように、生涯にわたって注意が必要なものもある

症状をやわらげるために…

医師に相談する
症状が重い場合は、主治医に相談を。薬物療法などで症状をやわらげることもできる

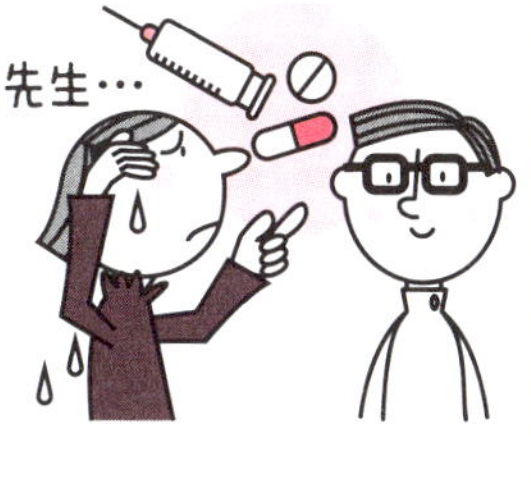

周囲に理解を求める
家族や身近な人には病気や体調のことを伝え、家事や仕事などで協力してもらう

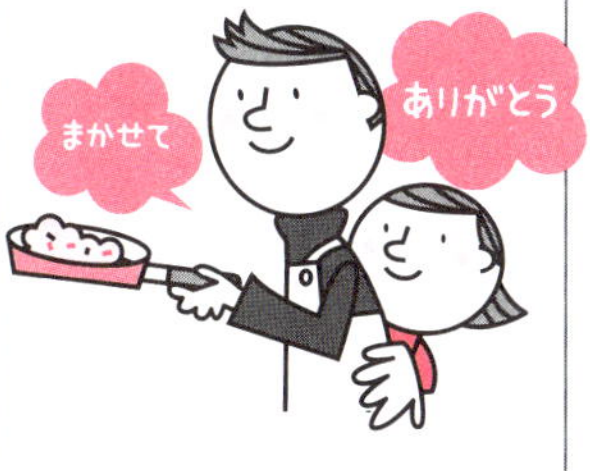

ストレスを発散する
自分の好きなことを楽しむ、体を動かすなど、自分に合ったストレス解消法を探す

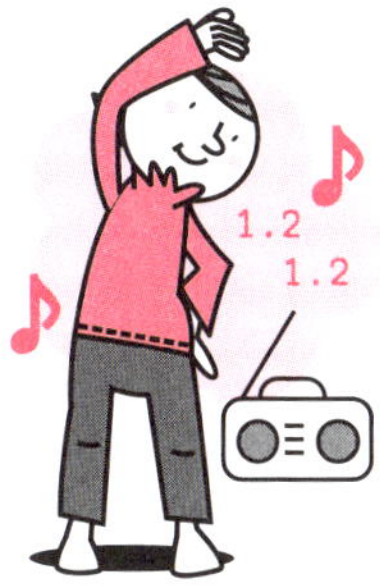

後遺症への対処法

骨粗しょう症

骨を壊す働きが高まり骨がもろくなる

卵巣欠落症状のひとつとして注意が必要なものに、骨がもろくなる「骨粗しょう症」があります。骨の新陳代謝には、新しい骨を作る「**骨芽細胞**《こつがさいぼう》」と古い骨を壊す「**破骨細胞**《はこつさいぼう》」がかかわっています。骨芽細胞と破骨細胞がバランスよく働くことで、健康な骨を維持しているのです。女性ホルモンの一種・エストロゲンには、破骨細胞の働きを抑える作用があります。そのため、卵巣を切除してエストロゲンが分泌されなくなると、骨を壊す働きが新しい骨を作る働きを上回ってしまい、**骨粗しょう症**が起こりやすくなるのです。

予防にはバランスのよい食事と適度な運動が有効

骨粗しょう症を予防するポイントは、食事と運動です。食事は栄養バランスを考えてとり、とくに、カルシウムが不足しないように気をつけます。また、骨を強くするためには、骨に刺激を与える運動も必要。体調に合わせて、ウォーキングやストレッチなどを行いましょう。定期的に骨密度の検査を受けることも忘れずに。必要に応じて、骨量の低下を抑える薬が処方されます。

ここが大事!!

●骨粗しょう症以外の注意点

卵巣を切除したためにかかりやすくなる病気は、骨粗しょう症だけではありません。エストロゲンには悪玉コレステロールの代謝を高めたり、膣の粘膜を厚くして細菌などの感染を防いだりする働きもあります。そのため、エストロゲンが分泌されなくなると、血中の悪玉コレステロールが増える脂質異常症や、性感染症のリスクが高まります。こうした病気を防ぐため、日ごろから生活習慣や体調管理に気を配りましょう。

■骨粗しょう症の予防・改善に役立つ栄養素■

骨の材料になる

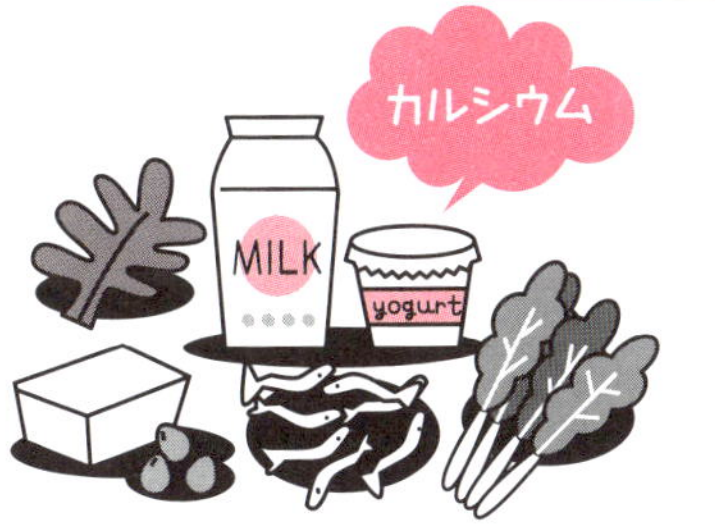

カルシウム

〈含まれる食品〉
牛乳・乳製品、小魚、大豆・大豆製品、青菜、海藻　など

植物性食品より、動物性食品に含まれるカルシウムのほうが吸収率が高い

マグネシウム

〈含まれる食品〉
海藻、ごま、ナッツ類、大豆　など

カルシウムとマグネシウムは、2:1のバランスでとるのが理想

カルシウムやマグネシウムは体内ではつくられないため、必要量のすべてを食品からとる必要がある

骨をつくる働きを助ける

ビタミンK

〈含まれる食品〉
緑黄色野菜、納豆　など

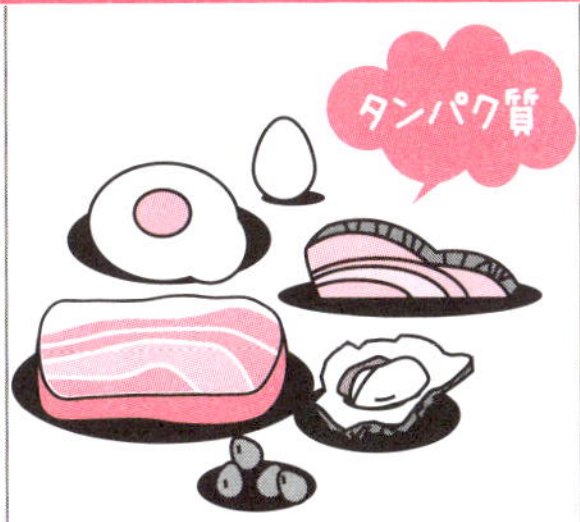

タンパク質

〈含まれる食品〉
肉類、魚介類、卵、豆類など

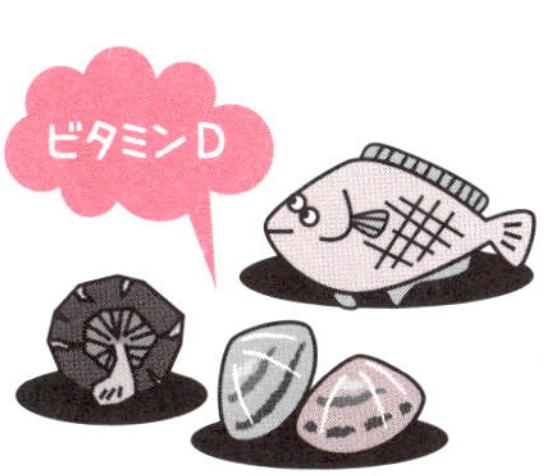

ビタミンD

〈含まれる食品〉
魚介類、干ししいたけなど

後遺症への対処法

妊娠・出産は可能か

初期であれば妊娠の可能性を残す治療も可能

子宮頸がんの0~Ⅰa1期であれば、子宮頸部円錐切除術で治療できるため、子宮を残すことが可能です。子宮体がんは、進行期が0期ならホルモン療法を選択することも可能です。卵巣がんは、進行期がⅠa期なら健康な側の卵巣と卵管、子宮を残すこともできます。ただし、子宮体がんや卵巣がんの場合、子宮、卵巣、卵管などを摘出するのが標準的な方法です。妊娠の可能性を残す治療法を選んだ場合、再発のリスクも高い割合で残ります。

円錐切除術後の妊娠と流産・早産の関係

子宮頸部円錐切除術を行うと、流産や早産をしやすくなるといわれています。ただしこのことは、臨床研究などによって証明されているわけではありません。妊娠すると、産科で子宮頸部を縫い縮める手術(子宮頸管縫縮術)を勧められることもありますが、この処置には患部に炎症が起こりやすくなるなどのデメリットもあります。産科の医師と十分に話し合い、セカンドオピニオンなども受けたうえで手術を行うかどうかを決めましょう。

ここが大事!!

●妊娠中にわかった場合

子宮頸がんや卵巣がんは、妊娠中の検診の際に見つかることがあります。子宮頸がんの場合、0~Ⅰa1期であれば妊娠の継続が可能。出産後に子宮頸部円錐切除術を行います。Ⅰa1期の場合、進行期などを確認するため、妊娠期間中に円錐切除術を行うこともあります。Ⅰa2期以降の場合は、基本的にがんの治療を優先します。卵巣がんの場合、発見時の妊娠週数やがんの種類、進行期などによって対処法が異なります。

■手術後に妊娠が可能な場合■

子宮頸がん	子宮体がん	卵巣がん
〈進行期〉 0～Ia1期 〈治療法〉 子宮頸部円錐切除術で治療	〈進行期〉 0～Ia期 〈治療法〉 ホルモン療法を選択した場合、ホルモン薬の服用と子宮内膜の掻把で治療	〈進行期〉 Ia期 〈治療法〉 がんがある側だけの卵巣と卵管、大網切除を行う

！ 妊娠すると流早産が起こりやすいといわれているが、すべての人に当てはまるわけではない。流早産を防ぐ手術にはリスクもあるので、慎重に検討を！

■Ia2期～Ib1期の新しい治療法■

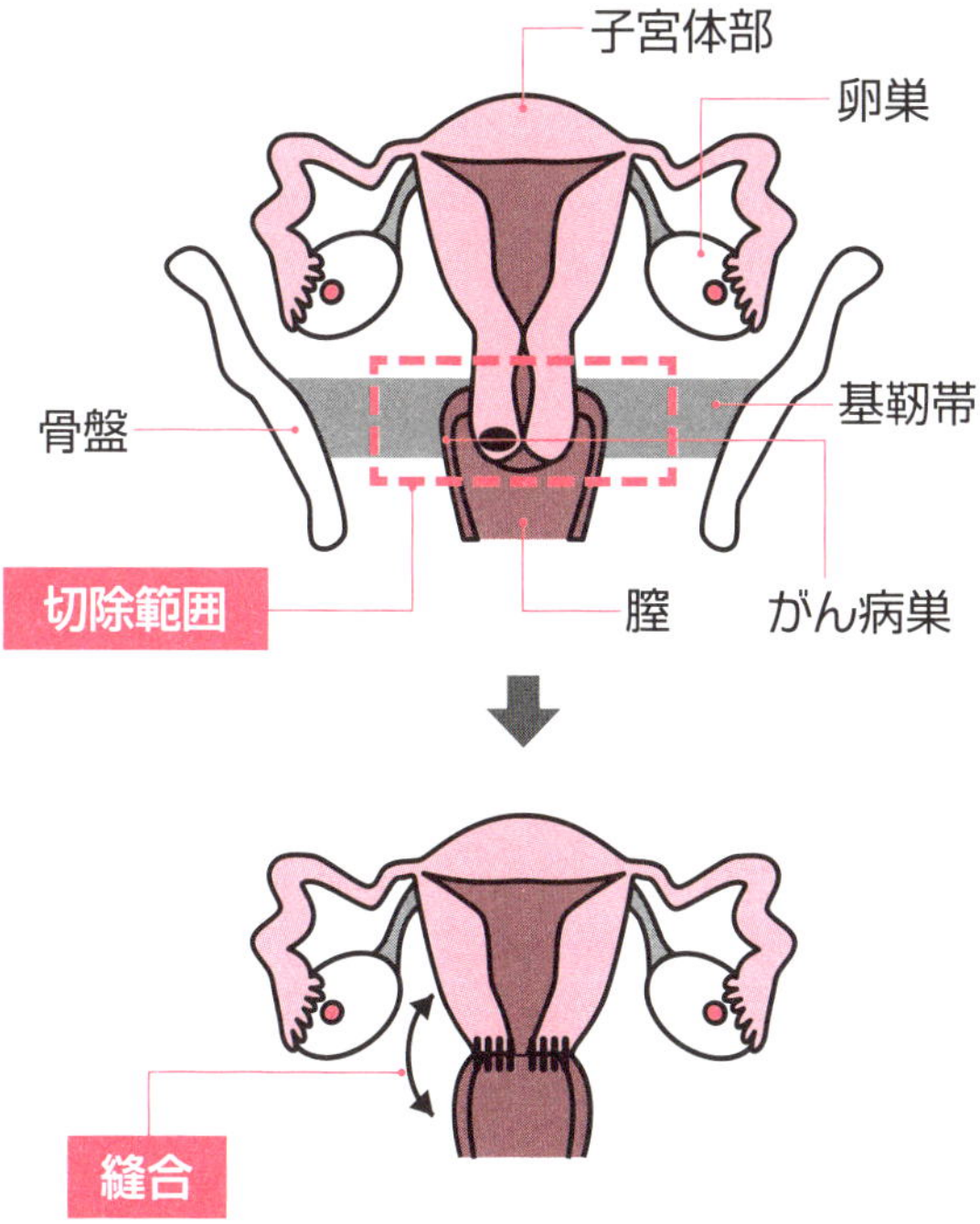

Ｉa2期～Ｉb1期で妊娠を望む場合、子宮を残すために「広汎子宮頸部摘出術」という手術がある。ただし、手術ができる医療機関が少なく、子宮を摘出する方法にくらべて再発のリスクも高い。早産の可能性も高いため、妊娠中の管理も慎重に行う必要がある

C O L U M N

データで見る「乳がん」「子宮がん」「卵巣がん」

●女性のがんの罹患率（2008年）

1位	乳房
2位	大腸
3位	胃
4位	肺
5位	子宮

人口10万人対

乳房　90.8人

子宮頸部　15.0人
子宮体部　16.5人
卵巣　13.8人

●女性のがんの死亡率（2011年）

1位	大腸
2位	肺
3位	胃
4位	膵臓
5位	乳房

人口10万人対

子宮頸部　4.2人
子宮体部　3.1人
卵巣　7.3人

乳房　19.7人

●生涯でがんに罹患する確率・死亡する確率

（罹患率は2008年、死亡率は2011年のデータに基づく）

		罹患率	何人に1人か	死亡率	何人に1人か
全がん	男性	58%	2人に1人	26%	4人に1人
	女性	48%	2人に1人	16%	6人に1人
女性のがん	乳房	7%	14人に1人	1%	71人に1人
	子宮頸部	1%	83人に1人	0.3%	327人に1人
	子宮体部	1%	78人に1人	0.2%	444人に1人
	卵巣	1%	87人に1人	0.5%	192人に1人

●女性のがんの5年生存率（2003年～2005年）

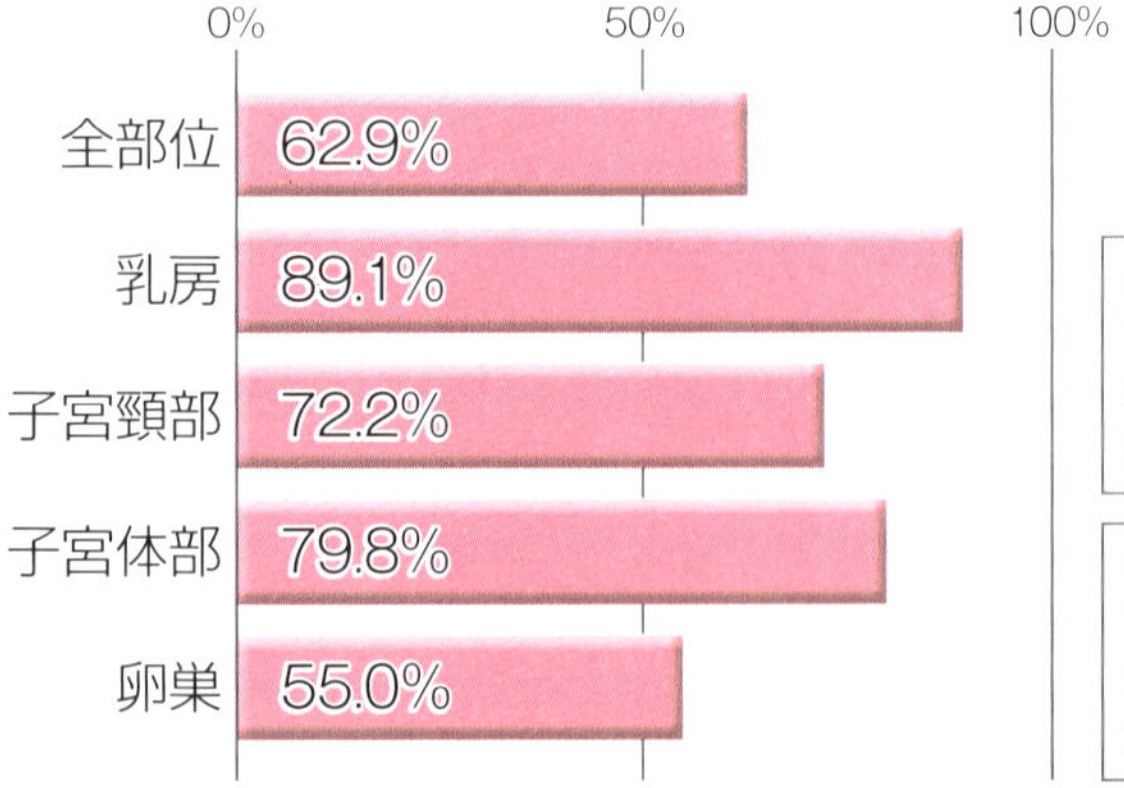
0%
50%
100%
全部位
62.9%
乳房
89.1%
子宮頸部
72.2%
子宮体部
79.8%
卵巣
55.0%

5年生存率上位から
1位 甲状腺　93.7%
2位 皮膚　93.0%
3位 乳房　89.1%

5年生存率ワースト
1位 膵臓　6.9%
2位 胆嚢・胆管　19.9%
3位 肝臓　26.2%

独立行政法人国立がん研究センターがん対策情報センター「最新がん統計」より

第4章

リンパ浮腫の予防と対処

リンパ浮腫とは?

リンパ節を切除すると心配な足のむくみ

リンパ管やリンパ節が障害されむくみが出る病気

子宮がんや卵巣がんで、リンパ節を切除する手術や放射線治療を行うと、リンパ管やリンパ節がダメージを受けて足から心臓に戻るリンパ液の流れに障害が起きやすくなります。リンパ管はひと言で言うと、体の老廃物を運ぶ「排水管」の役割を果たしています。このリンパ管の働きが障害されると、皮膚組織に体液がたまり、むくみが起こります。これが下肢の「**リンパ浮腫《ふしゅ》**」です。リンパ浮腫は、生命にはかかわりませんが、放置しておくと日常生活に支障をきたしたり、細菌感染などによる合併症の危険があります。

痛みのないむくみがリンパ浮腫の症状

リンパ浮腫の主な症状はむくみです。子宮がんや卵巣がんなどの手術でリンパ節が切除または破壊された場合は、切除された側の脚だけが健康な側よりやや白っぽくむくんできます。多くの場合、痛みはありませんが、感覚が鈍ったような違和感、重くだるい感じなどの不快感や苦痛を伴います。また外見の変化に強いストレスを感じて、うつ状態になる場合もあります。

ここが大事!!

●油断大敵な初期のリンパ浮腫

リンパ浮腫の初期の症状はむくみが主なものです。痛みやかゆみなどがないので、靴が履きにくくなったり、靴下のゴムの跡が皮膚に残ったりして気がつくまで、自分で気がつかないことが多いのです。早めに対処すればひくこともありますが、放置すると数日で急激に進むこともあります。油断がいちばんの大敵なので、脚の状態を1日1度チェックしましょう。

■リンパ浮腫の重症度分類■

リンパ浮腫の重症度分類	皮膚の状態
ステージ0～Ⅰ	手術と直後で、わずかに浮腫を感じるが、一晩寝ると翌朝に消える
ステージⅡ	むくんでいる部分を押すと、凹んだまま戻らない。晩期には皮膚が硬くなることがある
ステージⅢ	皮膚が硬くなり変形し、象皮病とも呼ばれるイボなどの合併症を発症することがある

■リンパ浮腫の広がり方■

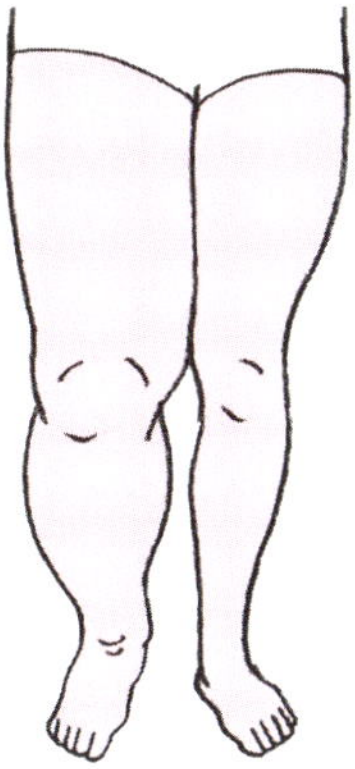

③さらに下方に向かい、ふくらはぎが腫れる

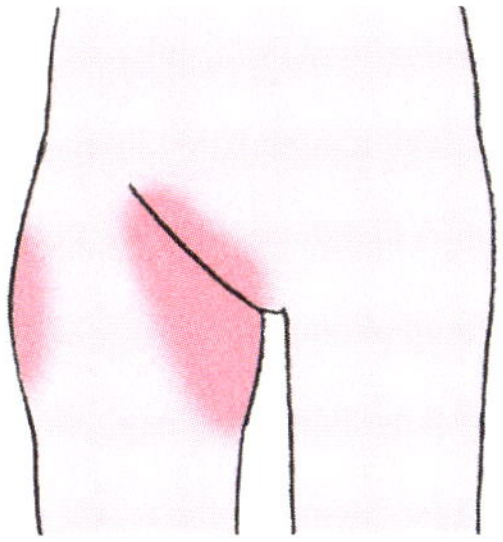

①浮腫は初期には鼠《そ》径《けい》周辺、とくに太もも内側、下腹、外陰、太もも外側に見られる

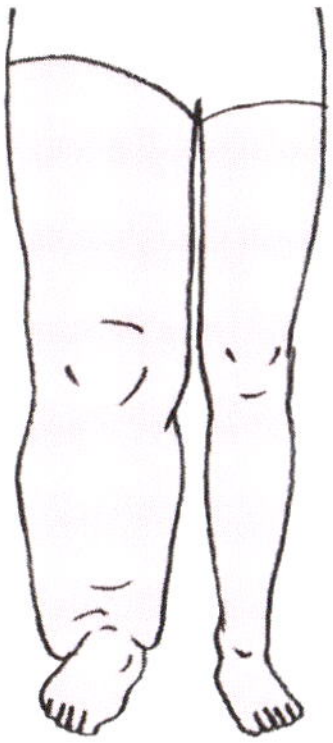

④最終的に足首、足部に及ぶ

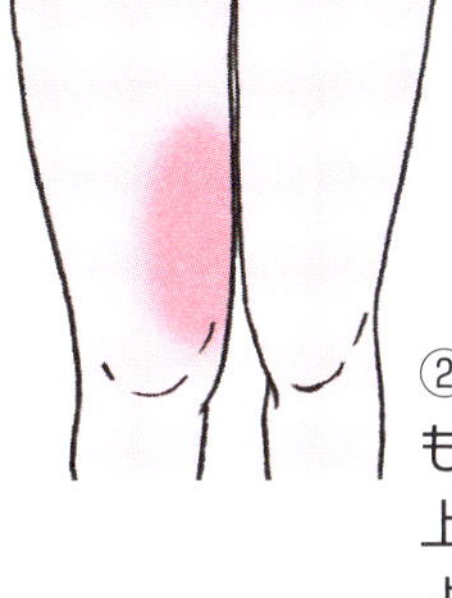

②下方に向かい太もも（とくにひざ上内側）に目立つようになる

リンパ浮腫は疲労や無理がきっかけでなりやすい

短期間でリンパ浮腫が起こることもある

リンパ浮腫は思い当たる原因がなく、少しずつ脚が腫れてくることがありますが、脚を使いすぎる生活が原因で発症するケースが少なくありません。長期間に疲れがたまるだけでなく、短い時間正座をしたために起こることもあります。日常生活でとくに気をつけたいのは「①**脚にうっ滞を起こさせない**」「②**脚を使いすぎない**」「③**脚に炎症を起こさせない**」の3点。法事での正座は「①うっ滞」が原因で、リンパ液などの流れが阻害されて起こるものです。

ストレスや疲れが発症のきっかけになりやすい

②の脚を使いすぎない点では、立ち仕事を続けたりする直接的な疲労もありますが、日常的にストレスをためたり、睡眠不足の生活を続けたりしてリンパ浮腫を発症させてしまうことがあります。疲れを感じたら、早めに休むことを心がけましょう。法事などで正座が必要でも、体調を理由にいすを用意してもらいましょう。疲労や無理がリンパ浮腫の原因になることが多いので、「疲れたら」ではなく「疲れる前に休む」習慣をつけましょう。

ここが大事!!

●つい無理してしまうことがいちばんの大敵

立ち仕事や正座など、リンパ浮腫を悪化させてしまう行為には用心できても、自分の意思に反してつい無理してしまう行為があります。たとえば、預かった孫の世話に追われたり、親の介護で体に力を入れすぎたりと、あとから思えば無理しすぎたと思っても、その場では気がつかずに体が動いてしまいます。そんなときこそ要注意。オーバーワークに気をつけましょう。

■リンパ浮腫が起こりやすい日常のシーン■

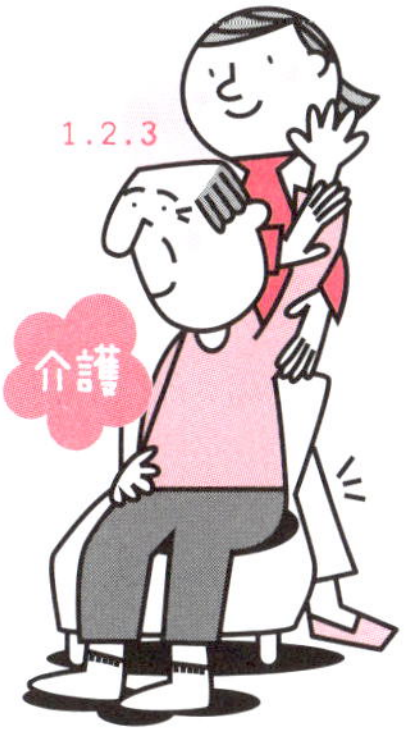

①お年寄りの介護・世話

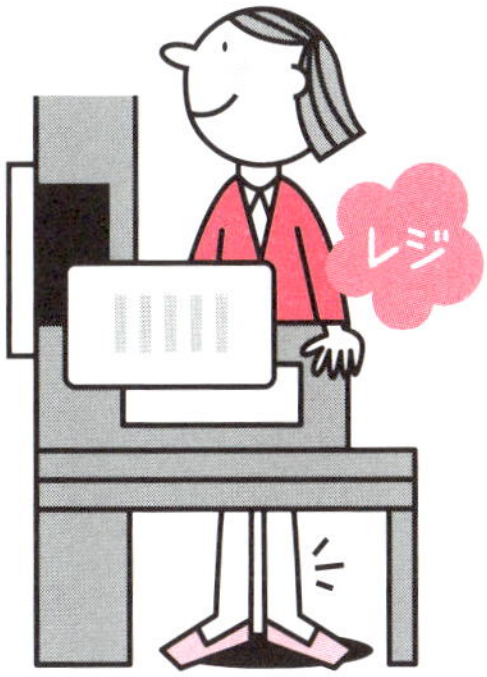

②長時間の同じ姿勢（立位・座位）

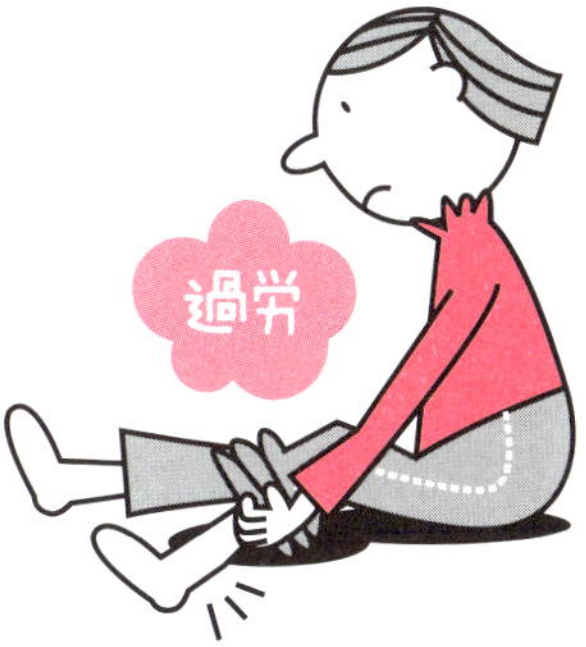

③過労・根をつめる

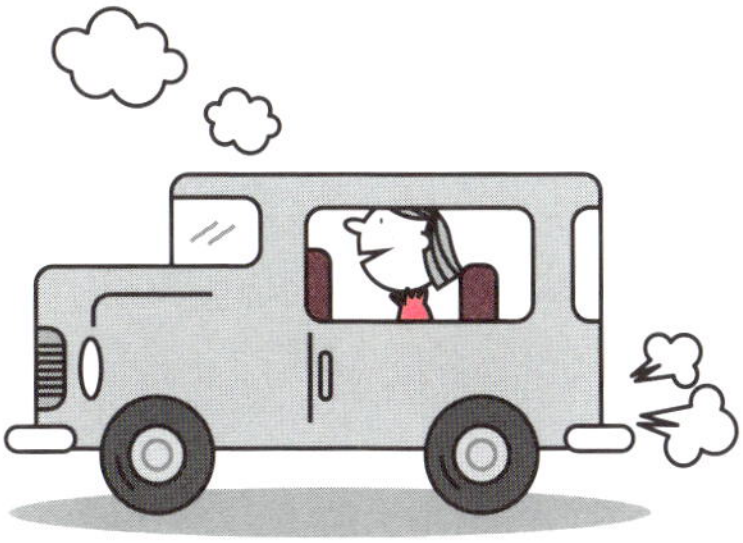

④長時間のドライブ

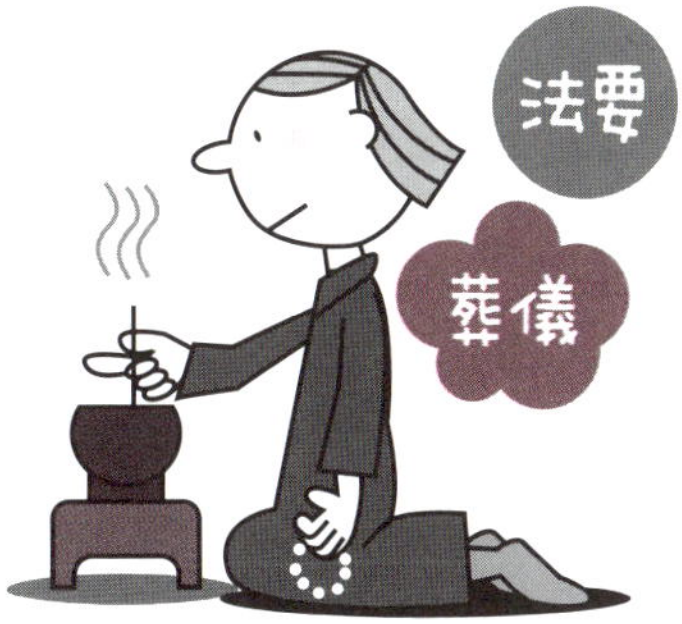

⑤葬儀・法要などでの正座

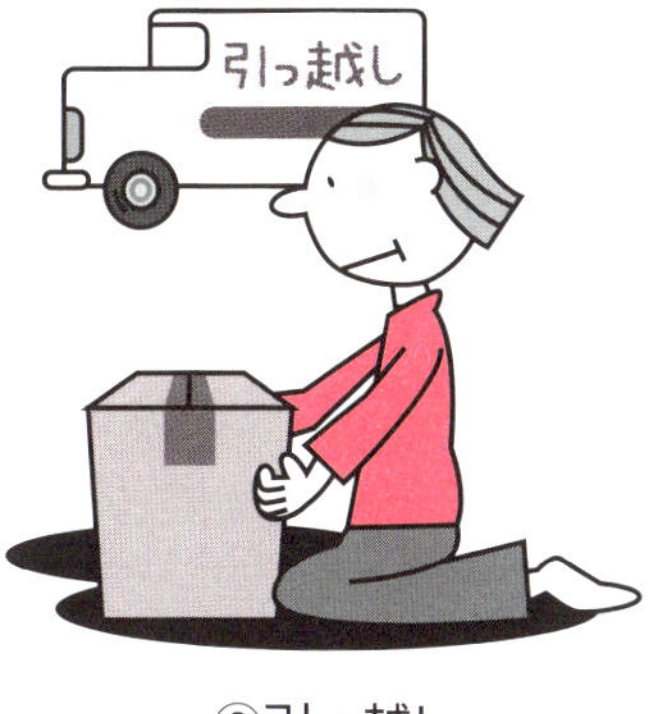

⑥引っ越し

リンパ浮腫の予防

日常生活でリンパ浮腫を予防する

予防のコツは疲労をためずにリンパ液の流れを良くする

リンパ浮腫予防のポイントは、腕や脚を使いすぎないようにすること、リンパ液の流れをよくすること、脚に傷がつかないようにすることです。

日常生活での注意点は、こうした原因から身を守ることですが、毎日「リンパ浮腫の予防だけ」を考えて生きるのは不可能ですし、それだけで疲れて悪影響が出かねません。最も大事なのは、リンパ浮腫を理解し、その対策を日常生活のなかに溶け込ませてしまうことです。たとえば、疲れたら休む、皮膚をいつも清潔にしておく、脚に傷がついたらすぐに消毒するなど、当たり前のことを忘れずに実行することがリンパ浮腫の予防につながります。

いつもと違う生活シーンは気をつけて

ふだんの生活では十分気をつけても、お祝い事や法事などで人が集まったり、どこかに出かけたりしたとき、つい気を抜いてしまうことがあります。無理して長時間歩いたり、同じ姿勢をとったり、そんなときこそ脚がむくまないように気をつけ、少しむくみを感じたらすぐに休むようにしましょう。

ここが大事!!

●外出時に携帯したい「救急セット」

リンパ浮腫予防には感染症予防やスキンケアが大事です。虫に刺されたりしても家ならすぐに対処できますが、外出中は手を洗うのも不自由なことがあります。そんなとき、殺菌薬やばんそうこう、ウエットティシュ、日焼け止めクリームなどが入ったミニ救急セットを携帯しておくと便利です。小さなささくれや、とげも危険ですからとげ抜き用のピンセットも入れておきましょう。

■日常生活で気をつけたいこと■

①けがや感染に注意する

虫刺されや小さい傷からの感染や炎症に気をつける

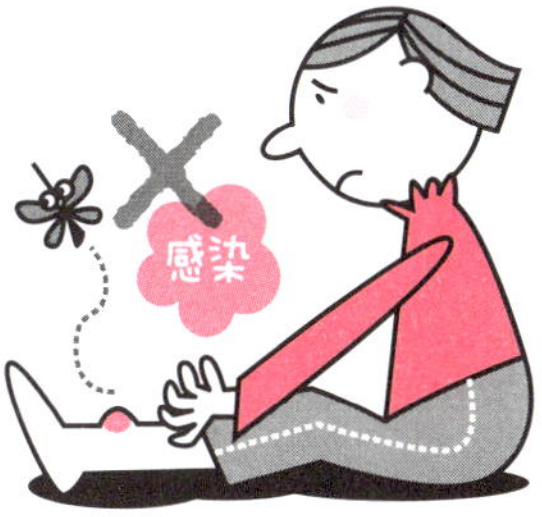

②皮膚の健康と清潔を守る

汗や乾燥から皮膚の清潔を守り炎症を予防する

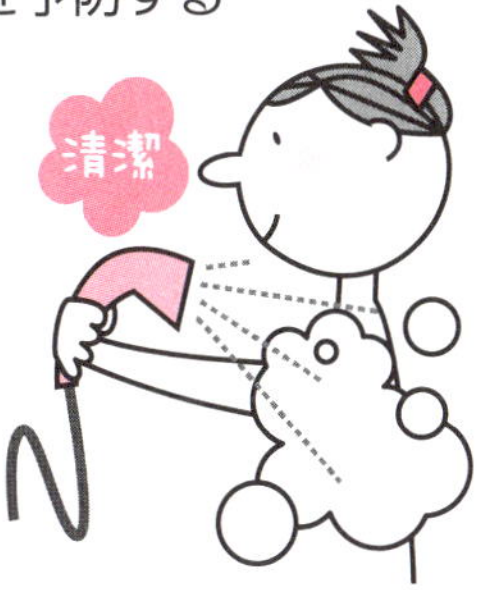

③ゆったりした下着や衣類を選ぶ

下着や靴・靴下などきつめのものを選ぶとうっ滞を招く

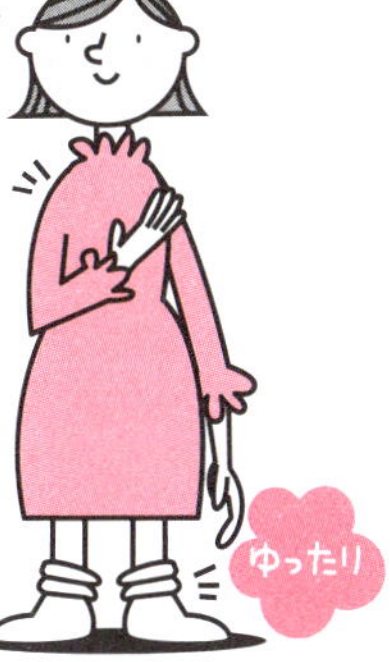

④移動では同じ姿勢を続けない

飛行機などで同じ姿勢が続くときはこまめに脚を動かす

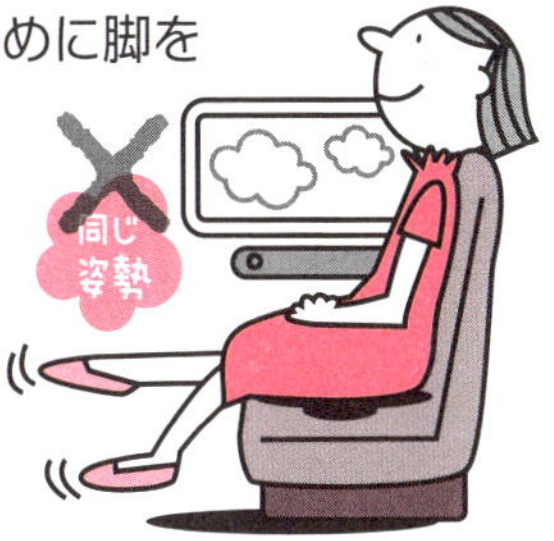

⑤肥満に気をつける

肥満はリンパ液の流れを阻害するので体重の管理を

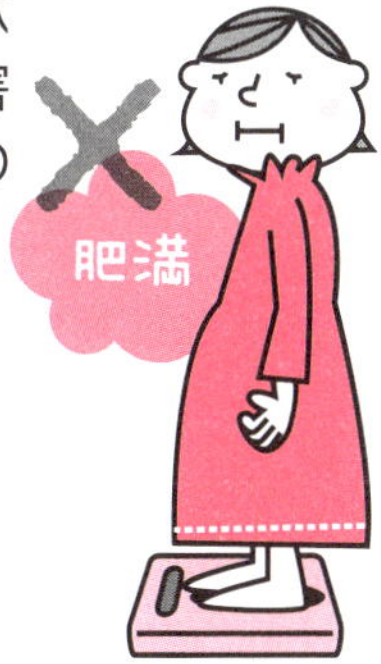

⑥休養・睡眠は十分にとる

過労や睡眠不足は要注意。十分な休息と睡眠をとる

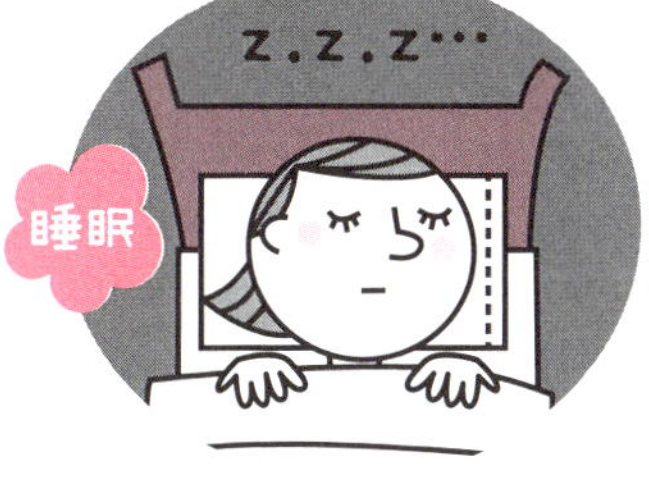

リンパ浮腫の予防

すぐにできて効果が高い「脚を上げる」予防法

脚はむくみやすく、むくみが引きにくい

リンパ浮腫予防では、患肢を心臓より上に上げることでリンパの流れは促進されます。乳がんなどによる「腕の浮腫」は無意識のうちに上げたり、下げたりするのでとくに挙上を意識する必要はありませんが、婦人科がんによる「脚のリンパ浮腫」は脚が常に心臓よりも下にあるので、挙上は意識しないとできません。脚が疲れたときや長時間たち仕事を続けるときは、その合間に少し脚を上げて休憩をとる習慣を身につけましょう。

脚を上げる機会を見つけよう

会社でのデスクワークでは、可能なら机の下に台を置き、脚をのせると、むくみ予防に効果があります。家では、なるべく脚を上げる時間を作りましょう。いすよりは脚を投げ出してたたみに座り、または横になる姿勢のほうが、脚を心臓より高く上げることができます。ただし、横になるとき、お尻の部分でVの字の谷間ができないように注意すること。谷間ができると、そこにリンパ液がたまるので、クッションなどでゆるやかな傾斜を作りましょう。

ここが大事!!

●手術後の脚の挙上は鼠径部のむくみを招く!!

脚のむくみは鼠径部から始まり、周囲に広がります。初期では大腿部内側と下腹部・陰部になります。次いでむくみは脚に移り、大腿部内側膝上、最終的には下腿や足がむくみます。手術後、大腿部内側などが少しむくんだからと脚ばかり一生懸命上げると、リンパ液が臀部や鼠径部にたまってしまいむくむことがあります。挙上はむくんでいる部位が高くなるように行いましょう。

■職場や自宅で行いたい挙上■

①職場にいるとき

職場でのデスクワークでは、机の下に台を置いて脚を伸ばす

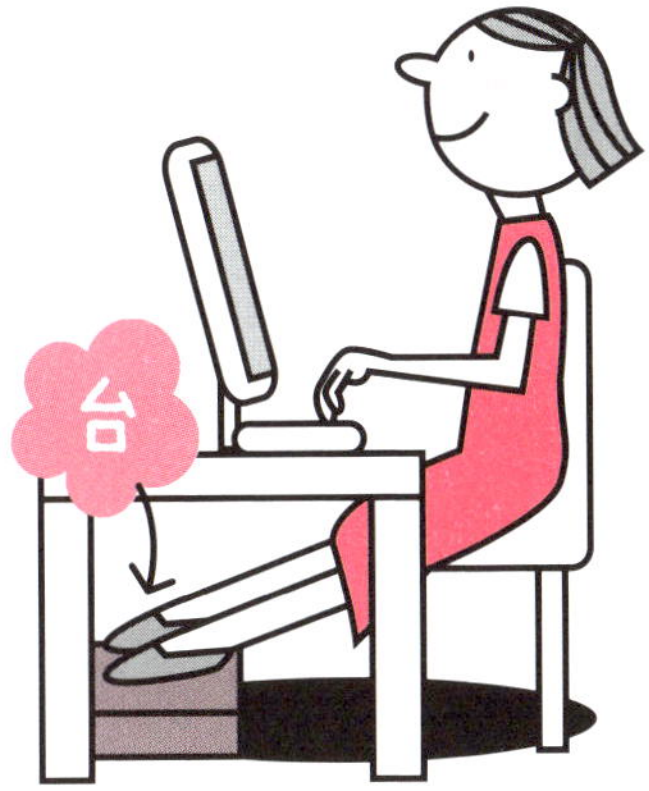

②いすやソファーに座ったとき

いすやソファーに座るときは、前に足置き用の台などを置き、脚をのせる

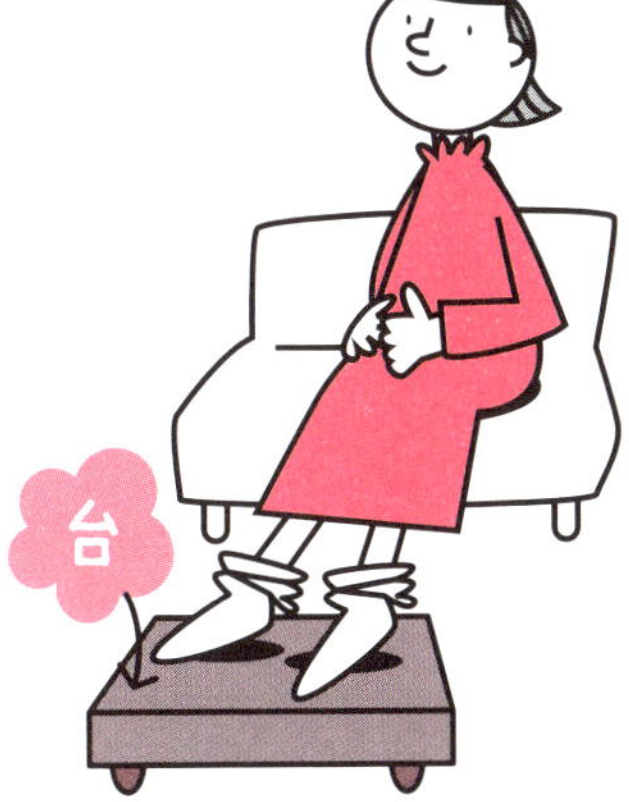

③たたみに座ったとき

たたみの部屋では、正座や横座りを避け、脚を投げ出して座る

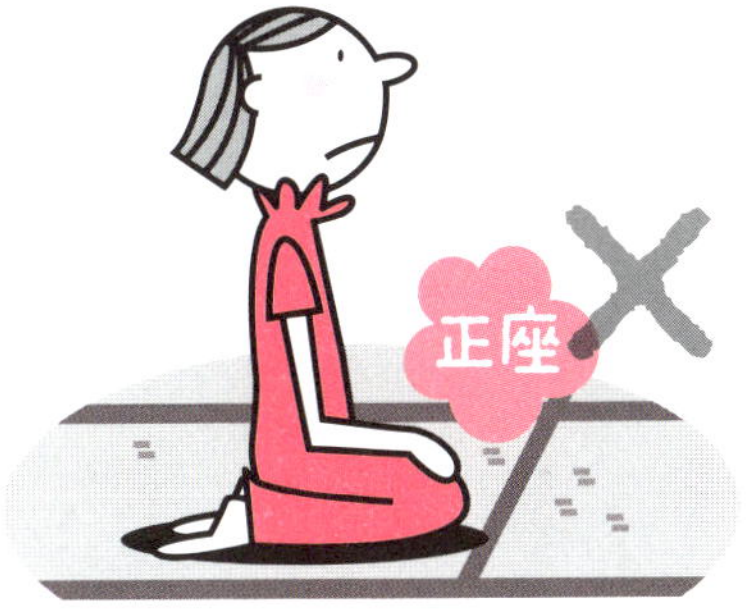

④横になるとき

お尻が落ち込むと、むくみが生じやすいので、傾斜は太ももからではなく、お尻の下から徐々に高くなるように

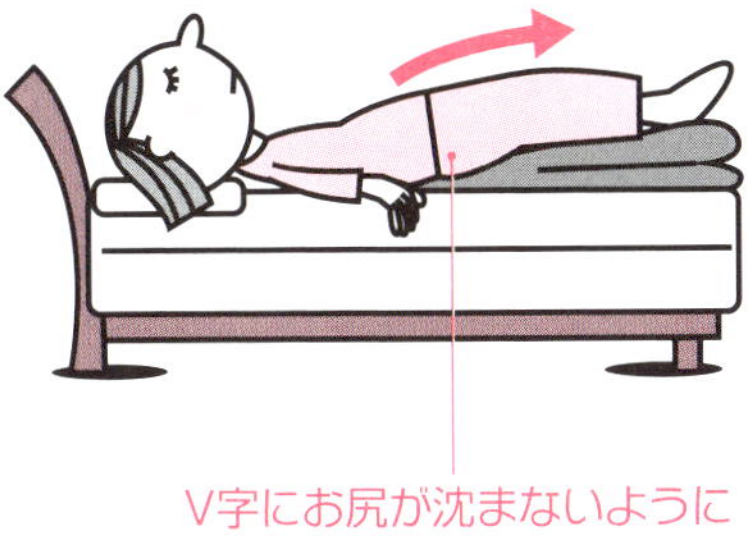

リンパ浮腫の対処

リンパドレナージでリンパの流れを良くする

リンパドレナージが必要なわけ

リンパドレナージは腕や脚のリンパ液を深部リンパ系に送り込み、鎖骨下の静脈角《じょうみゃくかく》に合流させるマッサージです。下肢のリンパ液は鼠径部《そけいぶ》のリンパ節を経て深部リンパ系に入り込みます。子宮がんや卵巣がんで鼠径部のリンパ節が切除されたりすると、リンパ液を深部に入れなくなります。そのため脚にリンパ液がたまり、むくみます。そこで、脚にたまったリンパ液を深部に流し込むために、切除されたりしたリンパ節を避け、ほかのリンパ節（例えば同側の腋窩《えきか》）に誘導し、そこから深部リンパ系を経て最終の到達地点である「**頸《けい》静脈角《じょうみゃくかく》**」へ送り込みます。

深部への入り口から順に入り口に向かってマッサージする

リンパ液の送り方は、車の渋滞の解消方法に似ています。先が詰まっていると流れないので、まず頸静脈角に近い先頭から順に流していきます。左図の「①～③」の準備は、最終到達地点である頸静脈角と深部リンパ系の調整です。次に浮腫側の体側「④～⑦」のドレナージを行い、最後に脚「⑧」を行います。

ここが大事!!

●リンパドレナージは専門家の指導を受けてから始める

自分で行うリンパドレナージを「セルフリンパドレナージ」といい、家庭でも旅行先でも手軽に行えます。ただし、間違った方法で行ったり、強すぎたりすると、逆にむくみをひどくすることがあります。正しい方法やリンパ液を流す感覚を身につけるために、まず病院や治療院で医師のアドバイスを受け、セラピストの手技を自ら体験してから始めることが大切です。

■リンパドレナージを行う部位と順序■

〈下肢のリンパドレナージ〉

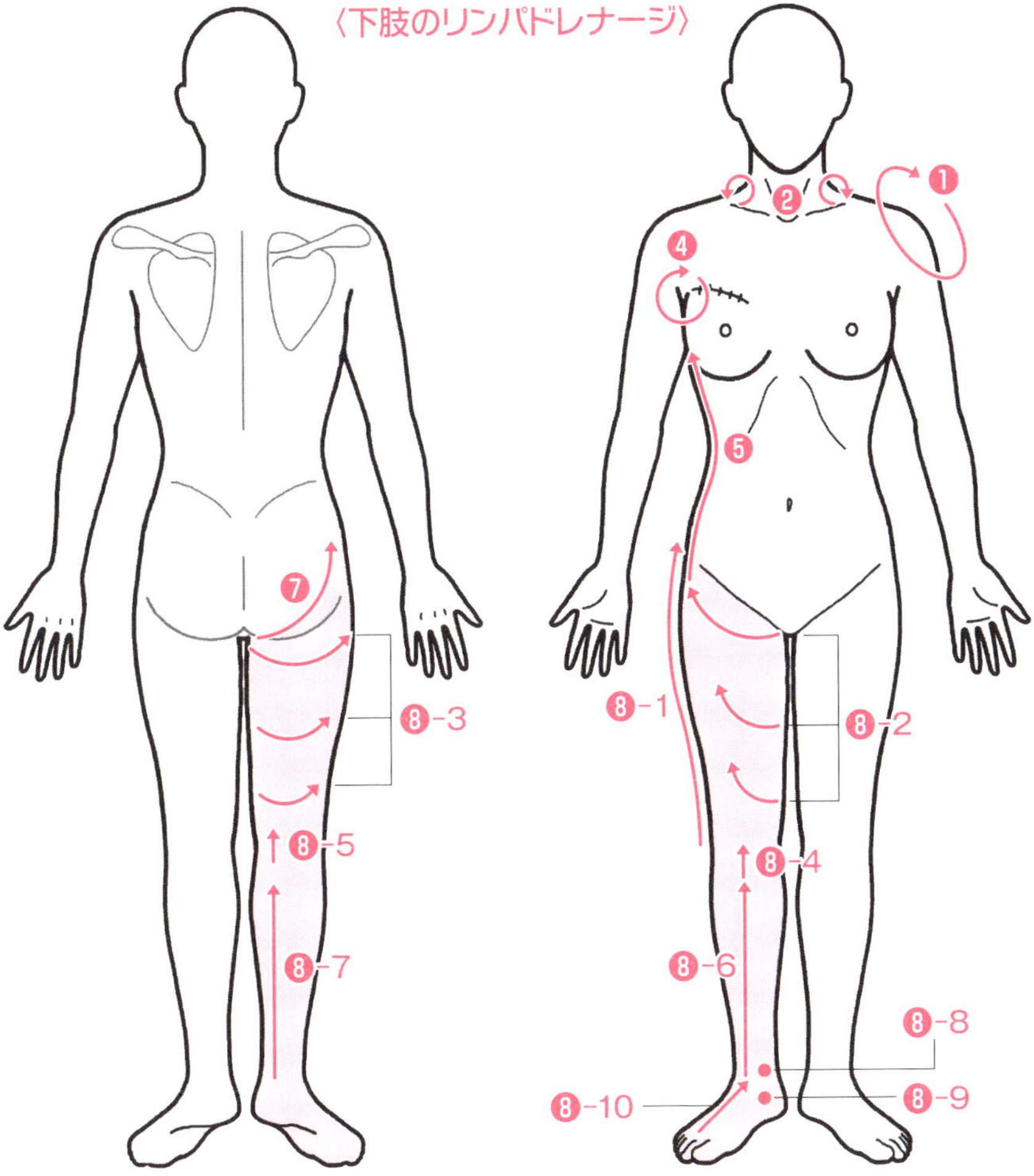

〈下腹部のマッサージ〉

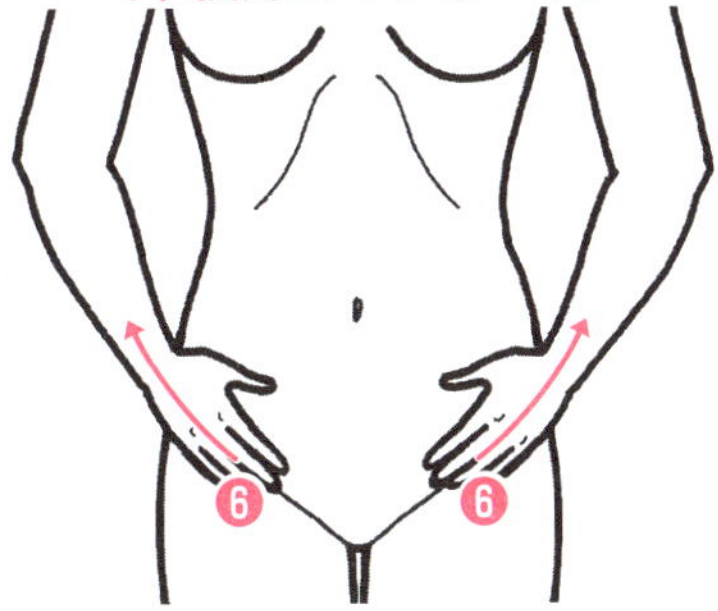

〈腹部のマッサージ〉

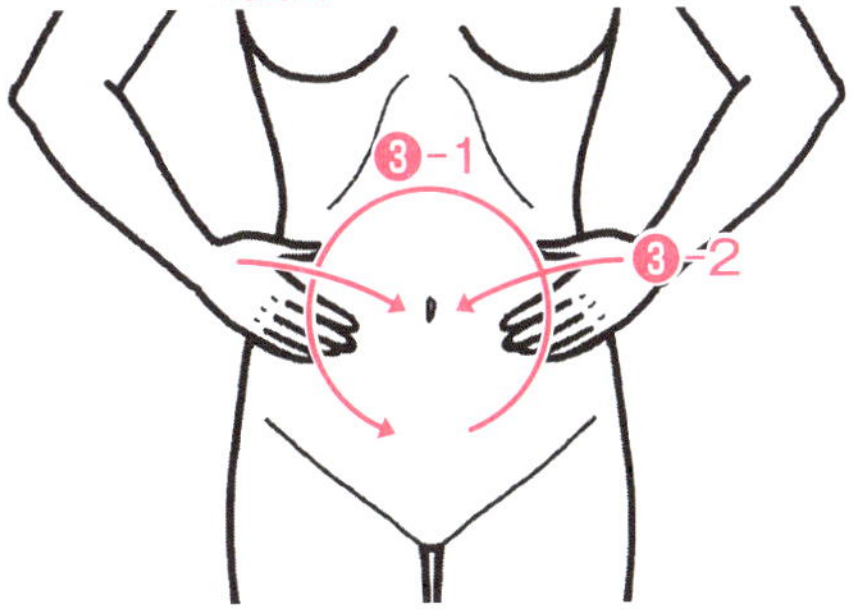

← 次ページ以降で詳しくご紹介します。

■ 1 準備の運動をしましょう ■

①肩の後ろ回し

リラックスした姿勢で、鎖骨を大きくゆっくり動かすようにして肩を後ろに回す

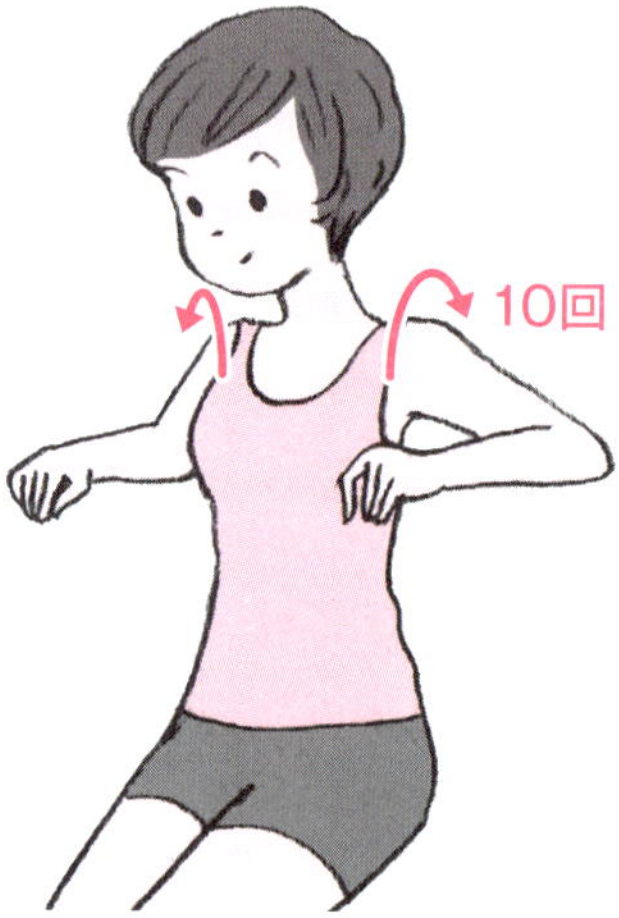
10回

②鎖骨の上のくぼみに手を当て回す

腕を交差させ鎖骨の上のくぼみに手を当て、ゆっくり回す

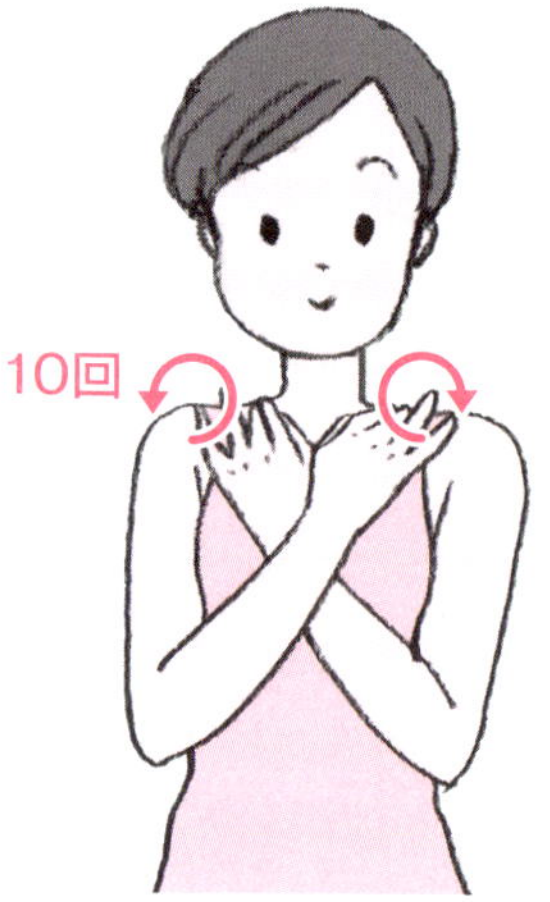
10回

③腹部のマッサージ

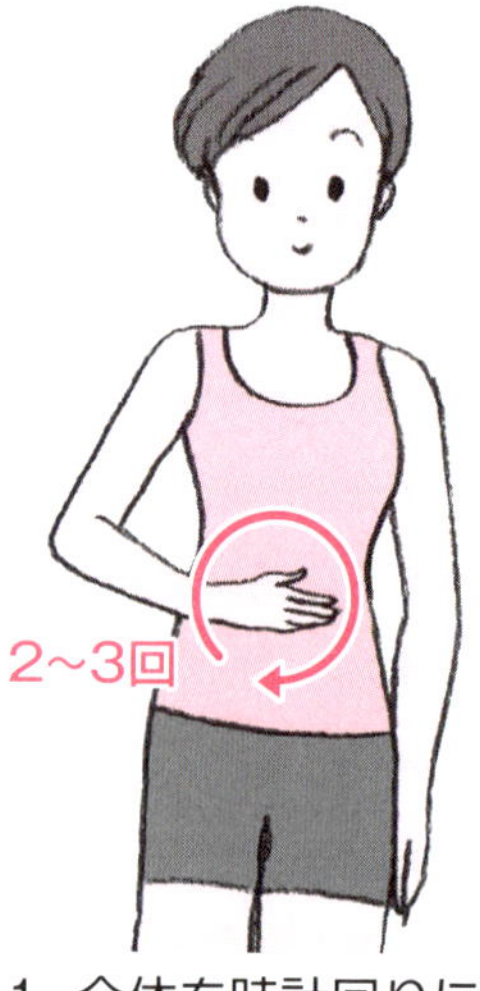
2~3回

1. 全体を時計回りにやさしくさする

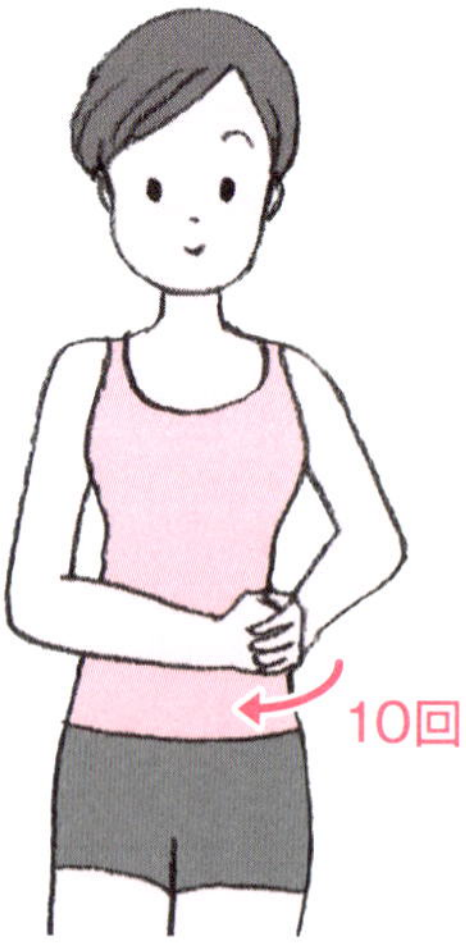
10回

2. 左右のわき腹に手を当て、おへそに向かって皮膚を引き寄せる

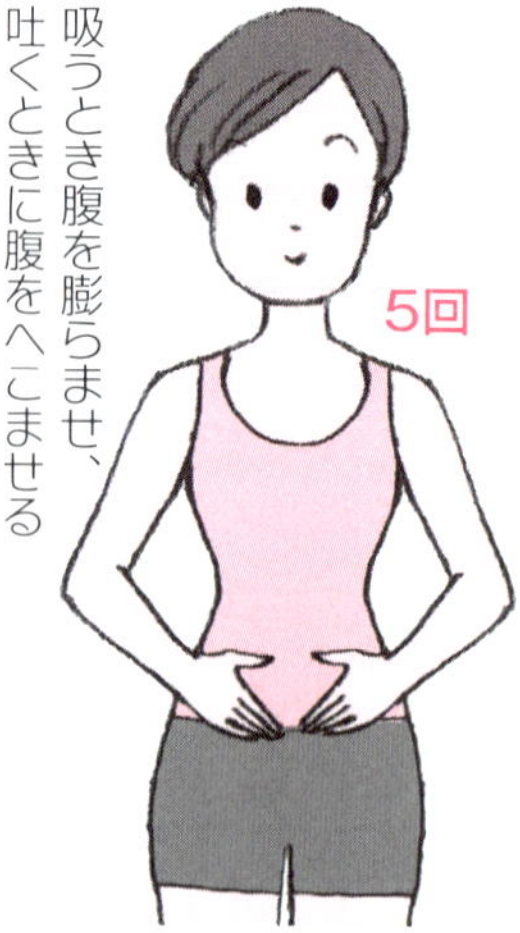
吸うとき腹を膨らませ、
吐くときに腹をへこませる
5回

3. 腹式呼吸　**5回**

■2 体側のリンパドレナージをしましょう■

④浮腫側のわきの下に手を当て回す

脚からのリンパ液を誘導する目標となる、リンパ浮腫側のわきの下のリンパ節周辺をマッサージ

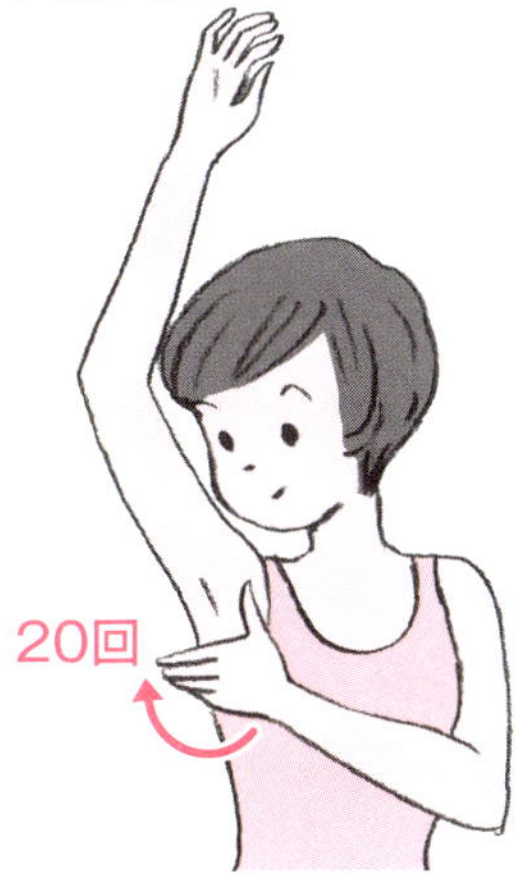

⑤下肢のリンパ液をわきの下まで誘導

浮腫側の腰の横側から体側を通り、浮腫側のわきの下まで軽くさすする

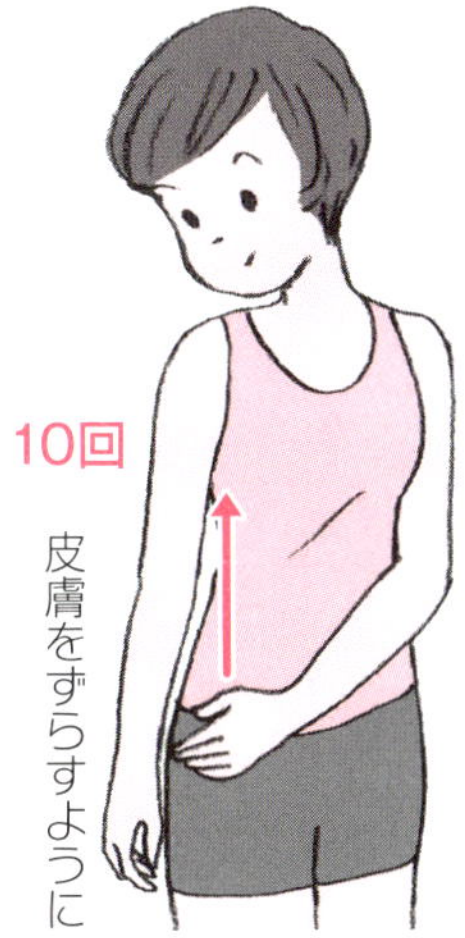

⑥鼠径部から腰骨に向かって誘導

鼠径部周辺から斜め上の腰骨に向かって軽くさすする

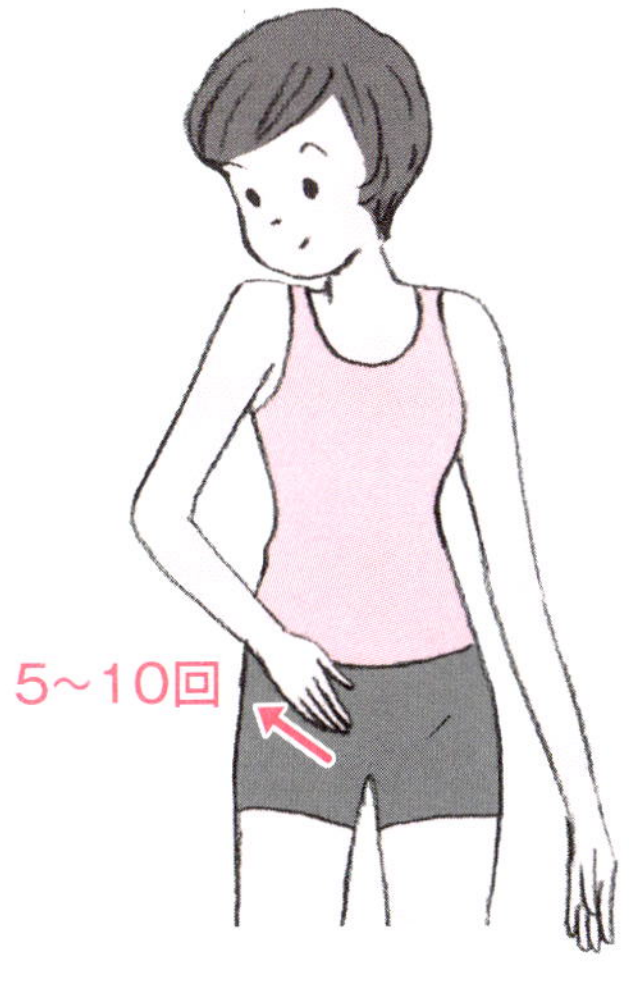

⑦お尻から腰骨に向かって誘導

お尻から斜め上の腰骨に向かってすくい上げるように軽くさすする

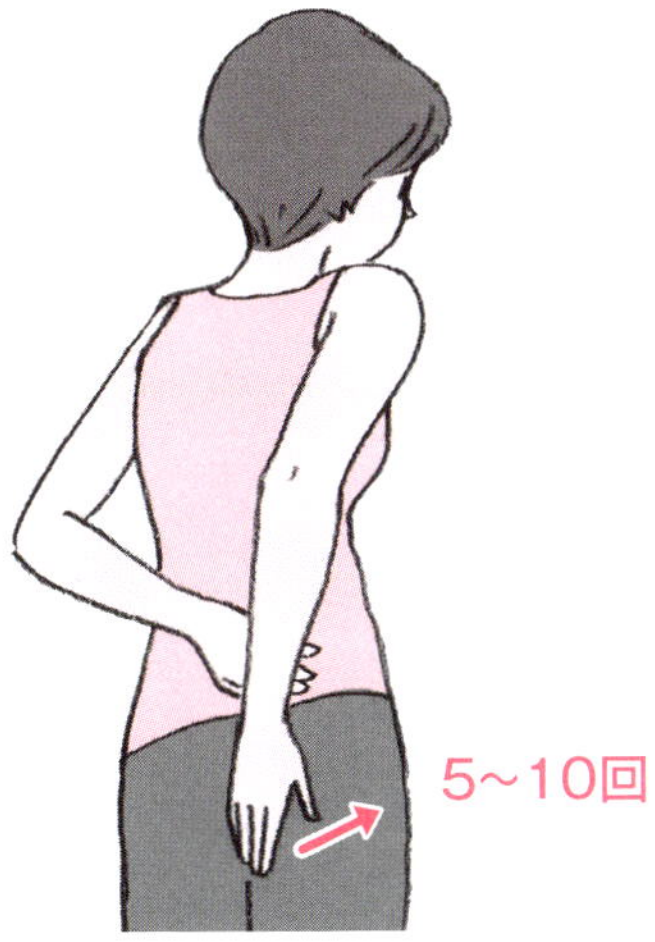

■3 脚のリンパドレナージをしましょう■

⑧浮腫のある脚のリンパドレナージ

1. 太ももの外側をひざから腰骨まで、上に向かって軽くさする

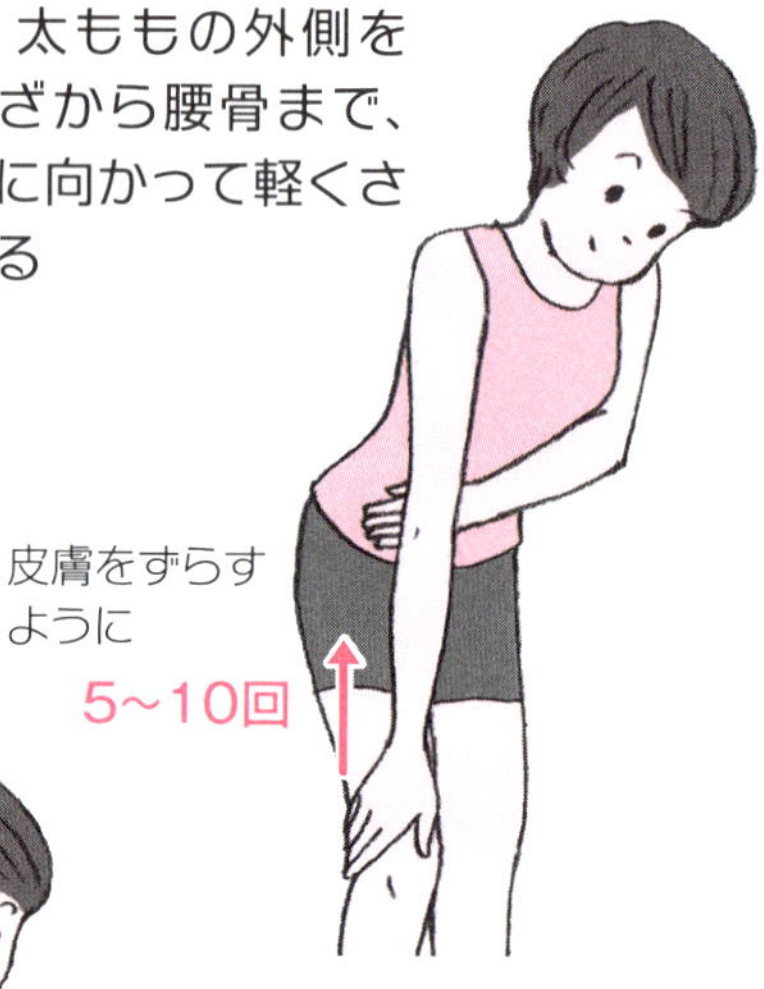

2. 太ももの前面を内側から外側に向かって軽くさする

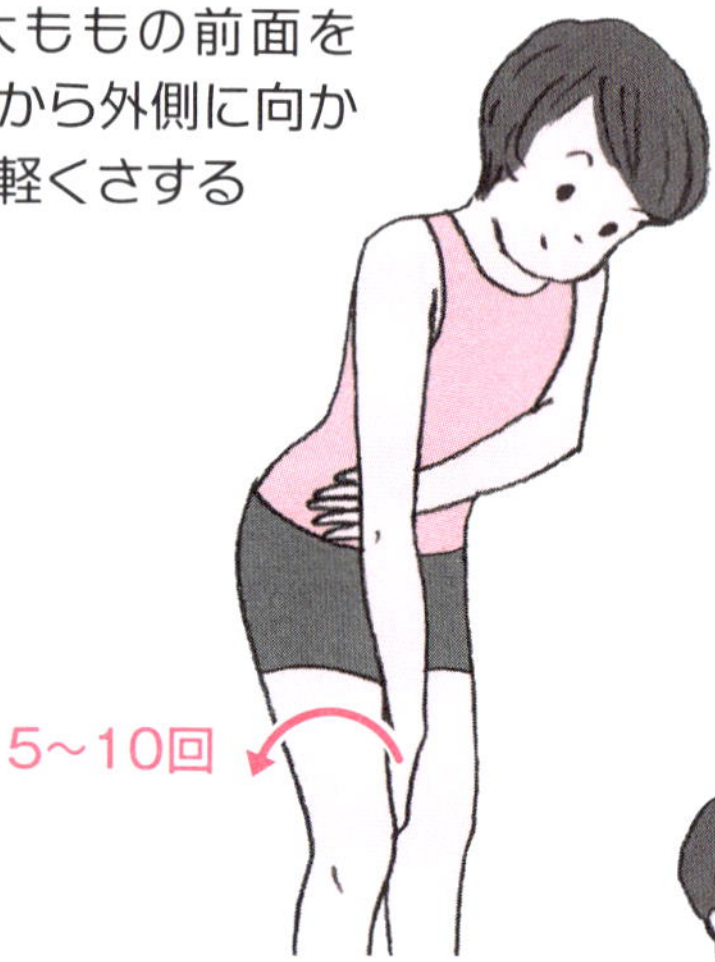

3. 太ももの後ろ面を内側から外側に向かって軽くさする

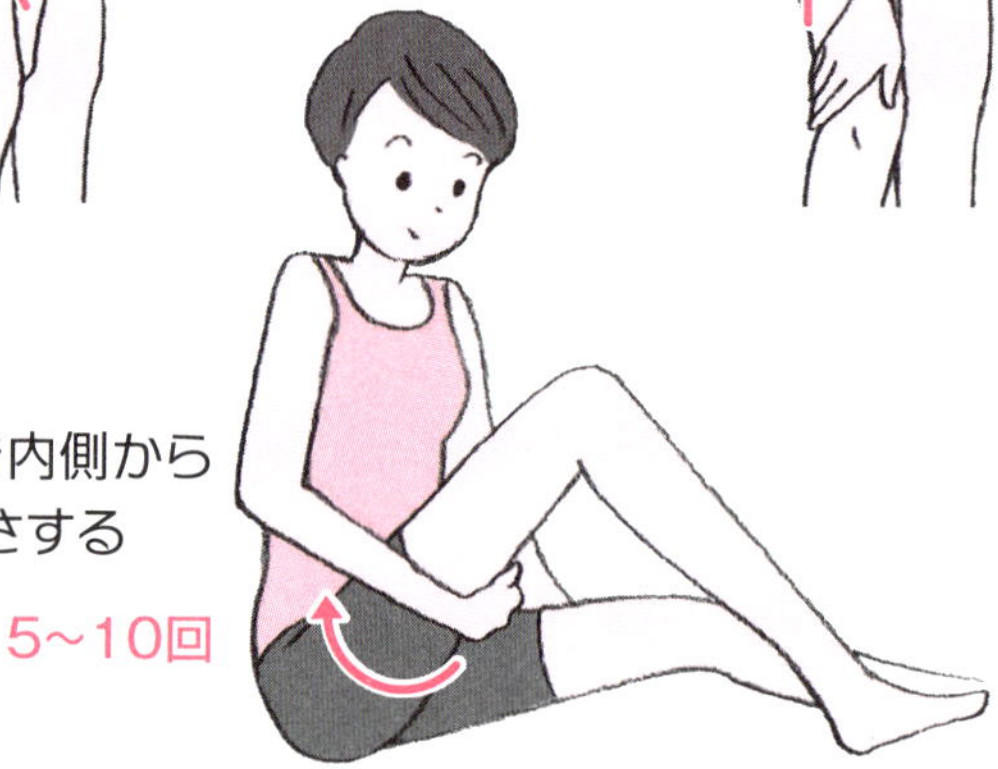

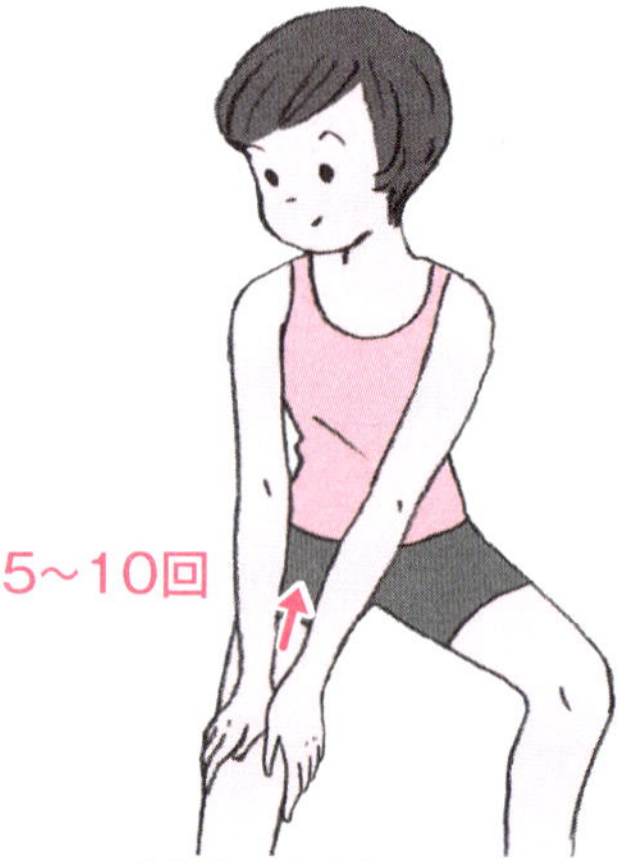

4. ひざ（前・内側・外側）を上に向かって軽くさする　**5~10回**

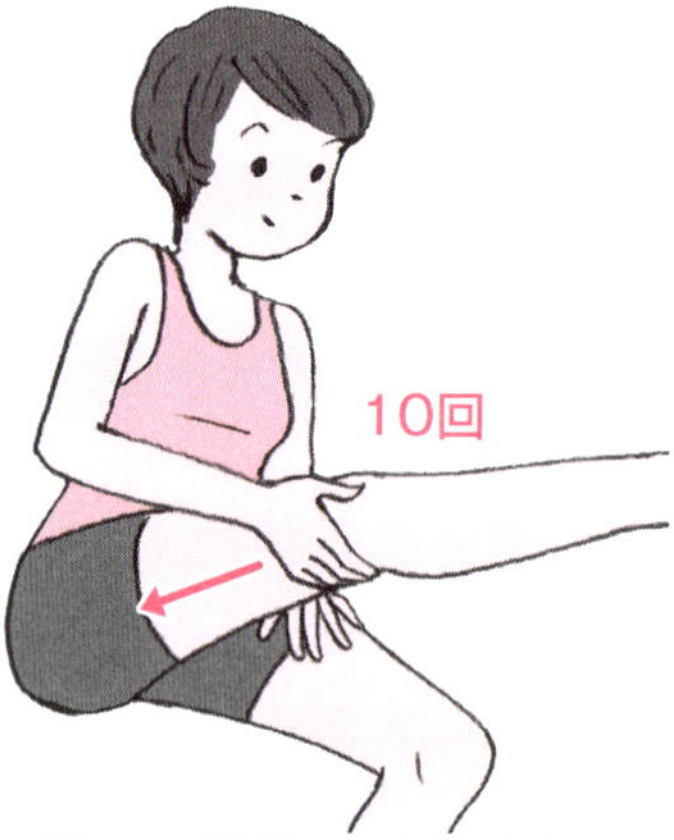

5. ひざ裏のくぼみを上に向かって軽くさする　**10回**

6. すね（前面）を足首からひざまで、上に向かって軽くさする

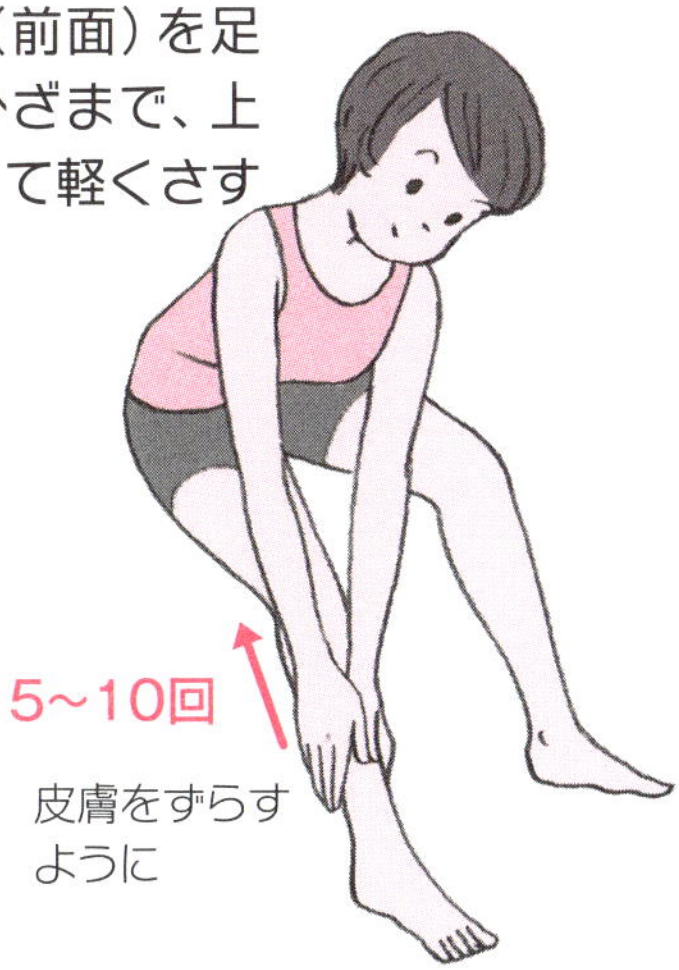

7. ふくらはぎ（後ろ面）をかかとからひざ裏まで、上に向かって軽くさする

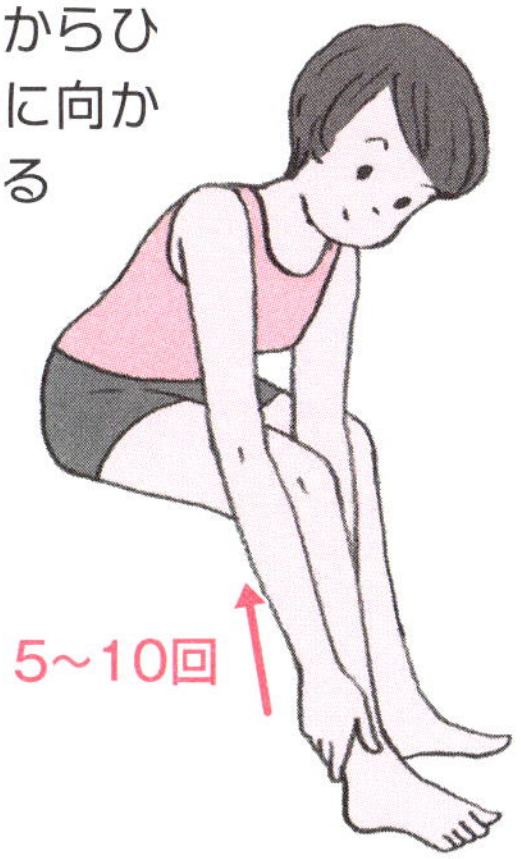

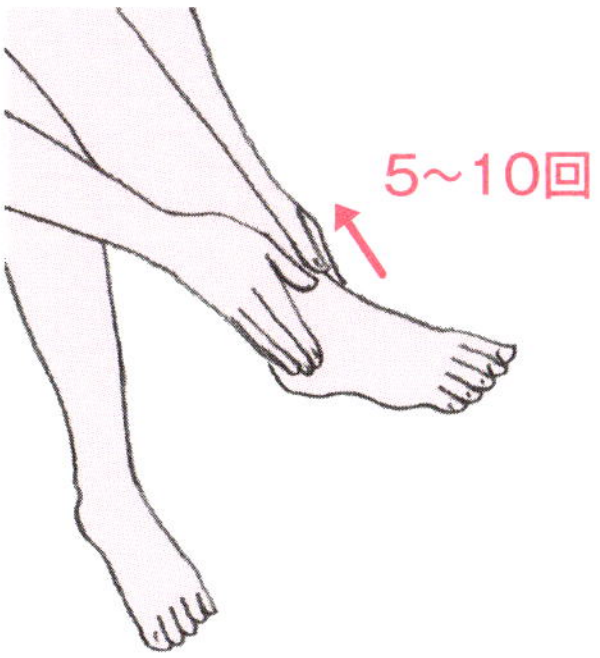

8. 内・外くるぶしの周囲を上に向かって軽くさする

9. 足首を動かす（回す）

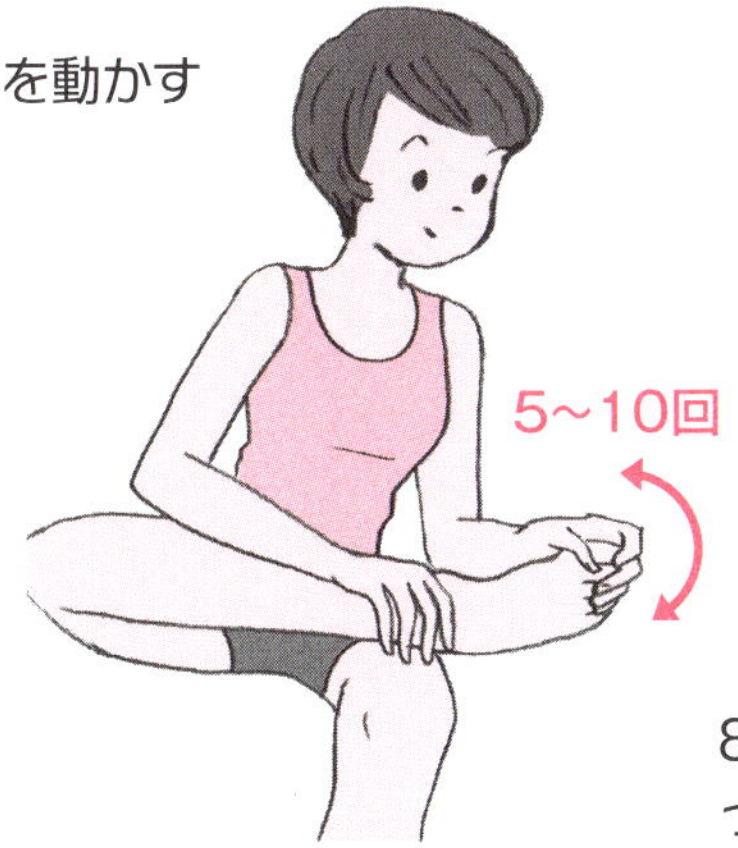

10. 足の甲から上に向かって軽くさすり、次に足指から甲に向かって軽くさする
5~10回

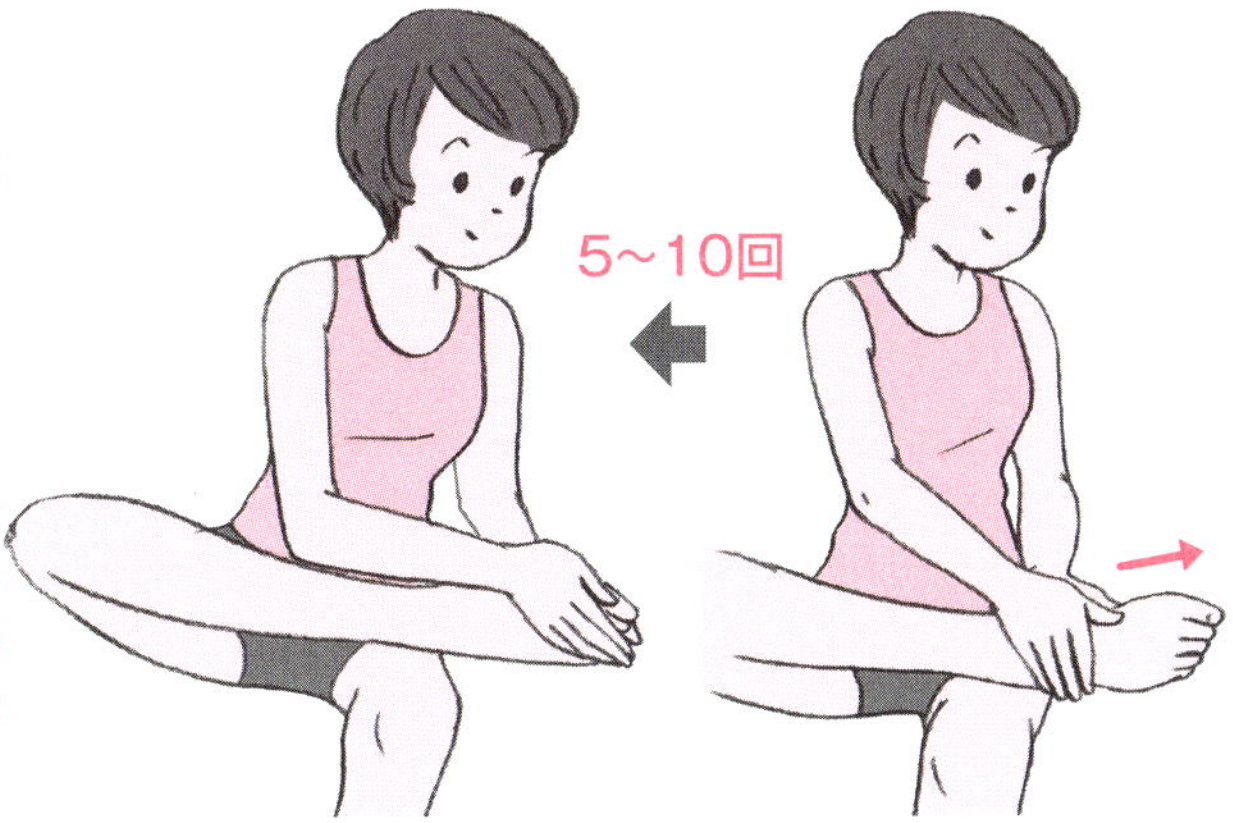

※足指が終わったら、④～⑧の順とは逆に⑧（10→1の順）から④まで戻りながらドレナージします。

リンパ浮腫の対処

弾性ストッキングでむくみを抑える

弾性ストッキングでむくみを抑える「圧迫療法」

リンパドレナージでリンパの流れを良くしたのち、日常生活の中で弾性ストッキングなどを着用してむくみの悪化を防ぎましょう。皮下の弾性組織は、皮下にたまった組織液やリンパ液をリンパ管内に押し戻してむくみを防ぎます。リンパ浮腫になると弾性組織の機能が低下するため皮下にたまった体液を押し戻す力が弱まり、むくみが増します。そこで弾性組織の役割をする弾性ストッキングを使った「**圧迫療法**」で組織液やリンパ液を心臓に戻します。

これらを着けて運動したり日常動作を行うと、リンパドレナージに似た効果が期待できます。

むくみが改善しても着用を続ける

着用によってむくみがひいたからといって、浮腫によって破壊された皮下の弾性組織は正常に戻ったわけではありません。立ち仕事を続けたり、忙しい日が続いたりするとむくみが戻ってしまいます。さまざまな種類を使い分けて、負担を少なくしながら弾性ストッキングの着用を続けましょう。

ここが大事!!

●専門医に相談して適切な「圧」を選ぶ

浮腫が起きた腕や脚にかける圧が強すぎると、動脈・静脈・神経・筋肉などに影響を与える危険があります。基本的に脚には40～50㎜Hgの弾性ストッキングを着用しますが、メーカーごとに圧が異なるため適正なものを選びます。初めての着用では、専門医や医療関係社に相談し、試着して圧・サイズを確認しましょう。むくみが軽減したら、かかる圧を段階的に弱めます。

弾性ストッキングの使い方

朝

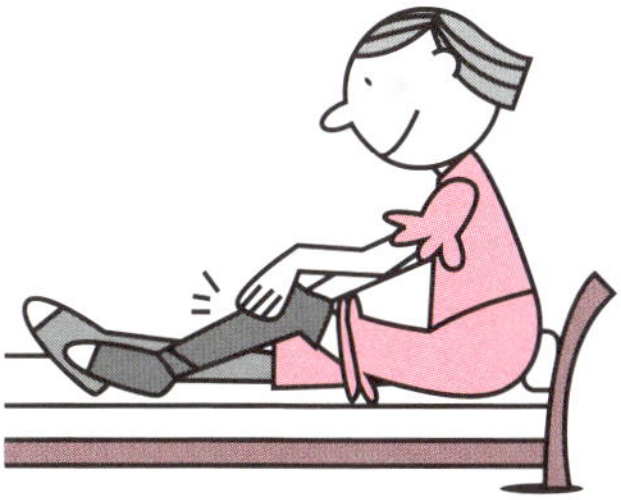

起床したらすぐに着用する

起きたらベッドなどですぐに着用するのが望ましい。洗顔などのために立つと遅くなる

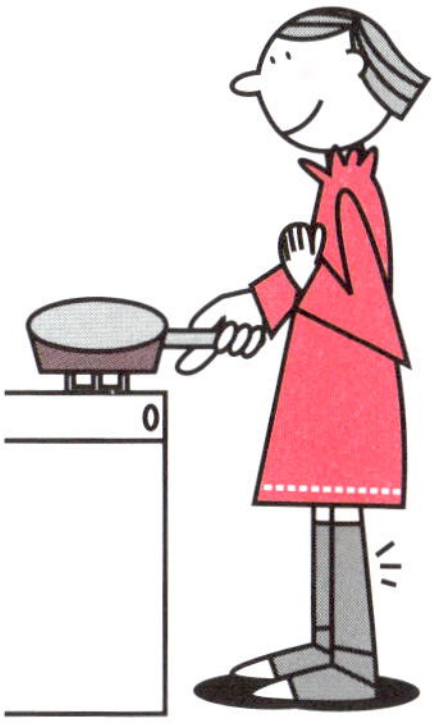

昼

仕事でも家庭でも着用する

立っているときは極力着用する。横になっているときは外すか、圧の弱めのものを着用する。圧が強すぎると痛みやしびれがでることがある

夜

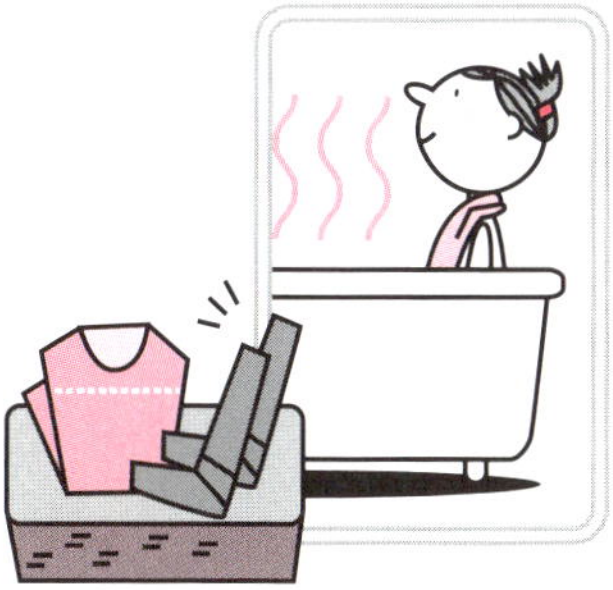

入浴前または就寝前には外す

就寝中は外すか、一段弱めのものを着用するとよい

弾性ストッキングのくい込みに注意

①装着したら、くい込みに注意

脚のつけ根のくい込みはリンパの流れを妨げる

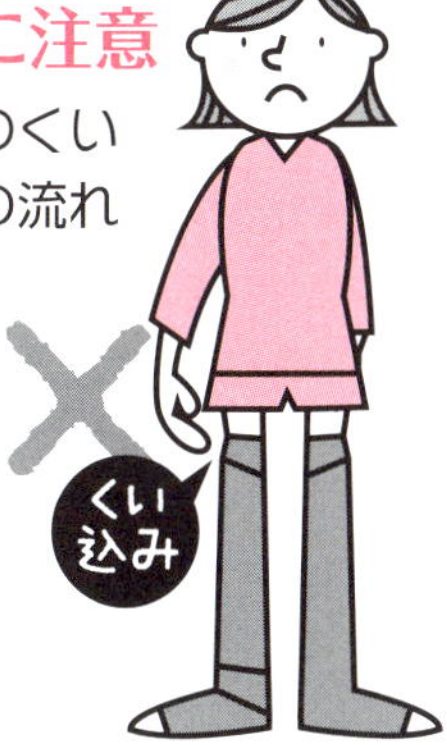

②くい込みによって合併症も

くい込みなどによる強い圧力は血行障害や蜂窩織炎《ほうかしきえん》などの炎症を引き起こす原因になることがある

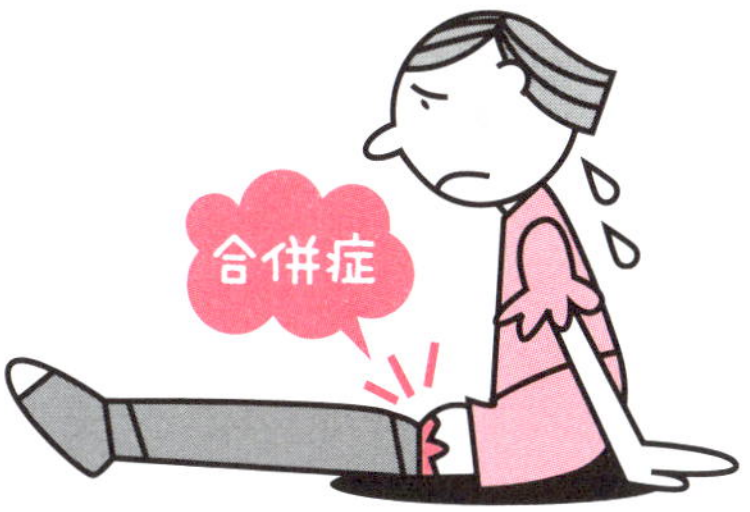

弾性ストッキング着用のポイント

着用は少しずつ均等に、十分に引き上げるのがコツ

一般のストッキングに比べて弾力が強い「弾性ストッキング」は着るのも脱ぐのも大変です。着用のコツは少しずつ均等に引き上げることです。急いであげようとせず時間をかける習慣をつけることが大切です。朝の忙しい時間でも少し余裕をもって装着しましょう。ゆっくり時間をかけて引き上げたら、最後に要チェック。十分に引き上げないと途中でシワやたるみが出ているか、出やすい状態になっているので気をつけましょう。さらに部分的な注意点としては、

①鼠径部《そけいぶ》でリンパ液の流れを遮らないようにする。

②太もものつけ根に繊維がたまって食い込みがあれば、その繊維を太もも部分へずらす。

③ひざ裏に繊維が食い込む場合は、ふくらはぎ方向へ繊維をずり下ろす。

④かかとが膨らむ場合は下方へずり下ろし、弾性ストッキングの布地がかかとにかかるようにする。

といった点に注意しましょう。弾性が強く装着しにくい場合は、弱い圧の弾性ストッキングを2枚重ねる方法もあります。

ここが大事!!

●劣化したストッキングは使わない

劣化した弾性ストッキングは効果が薄くなるので使わないようにしましょう。

①着衣に破損がある

小さな穴が開いただけでも、圧迫圧が変わって治療効果に影響します。

②古くなっている

弾性着衣の繊維の寿命は6カ月とされています。4カ月が過ぎたころからケアを続けていても、皮膚が硬くなる、太くなるなどの変化があれば買い替えましょう。

弾性ストッキングの種類

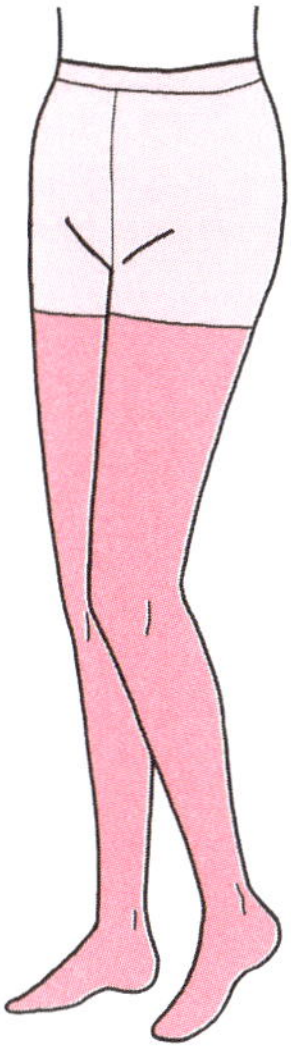

パンティストッキングタイプ

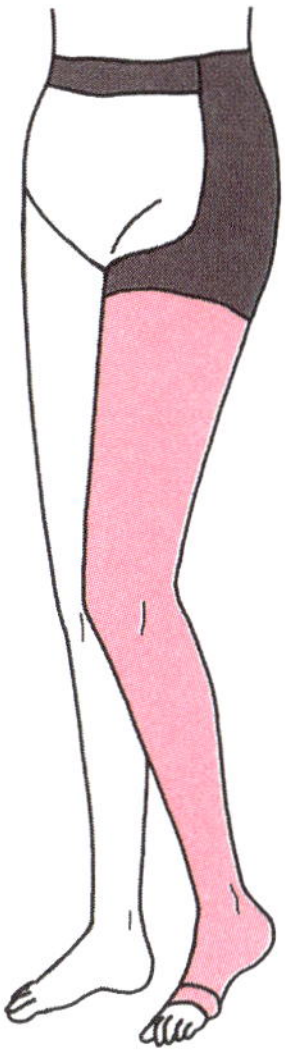

片足ストッキングずれ落ち防止バンド付

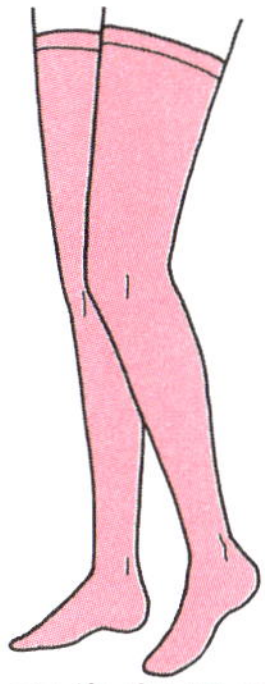

つま先ありストッキング

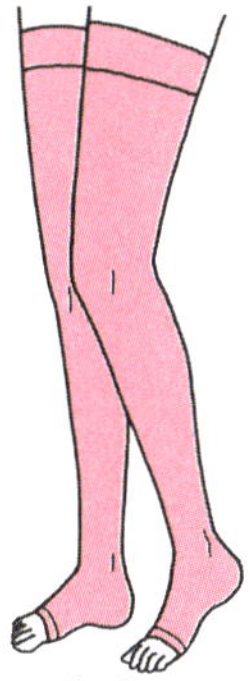

つま先なしストッキング

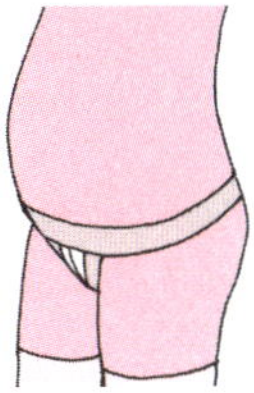

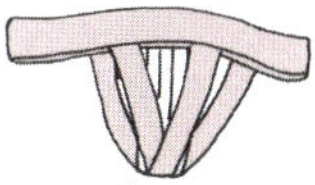

サポーター
下腹部・外陰部を圧迫する

弾性ストッキングのはき方

①両手を使い弾性ストッキングを表側に戻す感覚で10cmずつ引き上げる

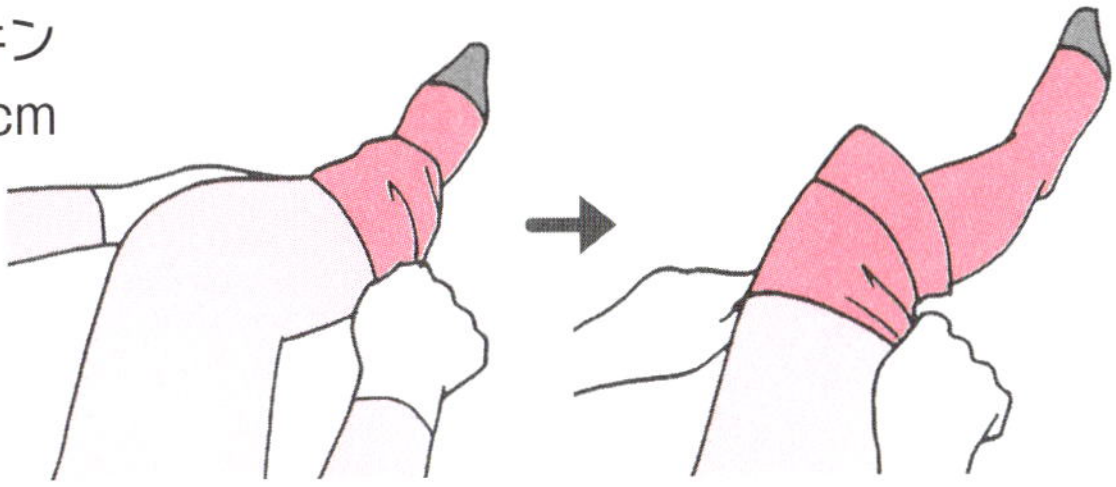

②太ももまで上げたら全体のバランスを確認する。しわなどがあれば微調整して布地を均一にする

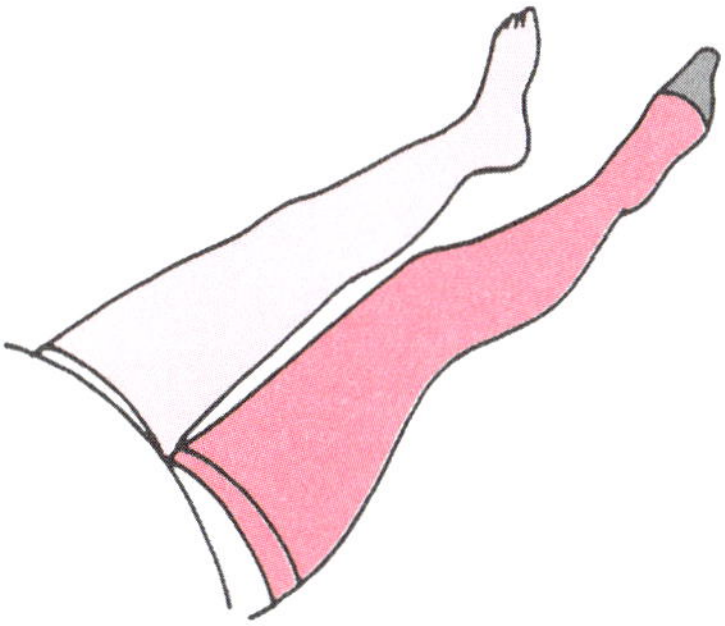

リンパ浮腫の対処

運動療法でむくみを抑える

軽い運動でリンパ液の流れをよくする

皮膚表面のリンパの流れは、体の動きで皮膚がずれることによって活発化され、深部のリンパ系は、おもに深呼吸によって活発化されます。リンパ液を皮膚表面から深部リンパ系へ送り込む力になるのは、おもに腕や脚の大きな関節の動きです。下肢のリンパ液を循環させてむくみを抑えるには、脚を少しでも動かしたほうがいいのです。ただし、過度の運動はリンパ浮腫を悪化させるので注意しましょう。

浮腫のある側だけではなく両側を同じように動かす

運動するときには、弾性ストッキングなどを着用し圧迫した状態で行うのが効果的です。

浮腫が心配される側だけでなく左右両方の脚を動かすことが大切です。筋肉や関節を曲げたり伸ばしたりする運動を中心に、自転車こぎなどが効果的です。朝夕の散歩でも楽しく運動できます。とくに下肢のむくみを抑える運動としては、水圧がかかり、水流がリンパの流れをよくすることから水中運動も効果が高い運動です。

ここが大事!!

●プールの塩素はしっかり洗い流す

効果の高い水中運動ですが、プールには消毒用の塩素が入っているため、肌を傷める可能性があります。長い時間プールに入ることは避け、プールから上がったら全身をくまなく洗い流しましょう。シャワーのあとはしっかりスキンケアをします。ローションやクリームが十分乾いてから弾性着衣を装着します。炎症や患部に異常があるときはプールに入るのは避けましょう。

■脚にむくみがある人の運動■

①自転車こぎ

実際に自転車に乗らなくても、寝転んで足を上げてこぐ運動をしても同じ効果が期待できる

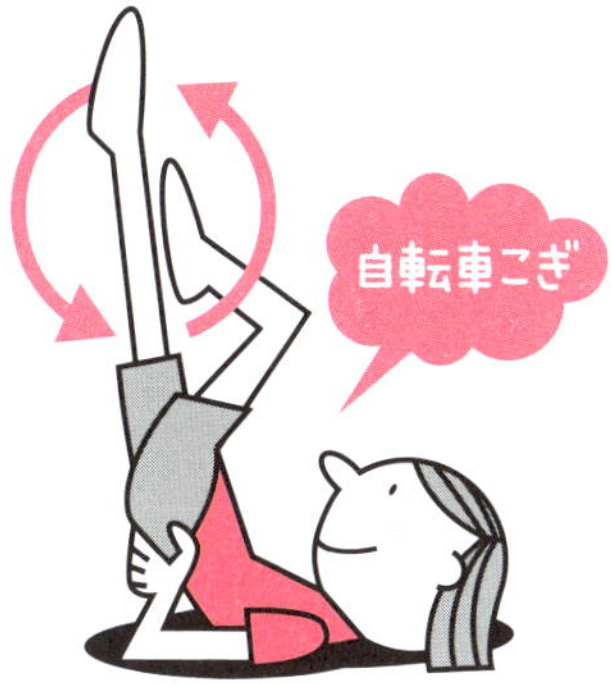

②ウォーキング

朝夕の散歩を習慣づけるといい。ゆっくり四季のうつろいを楽しみながら無理なく行おう

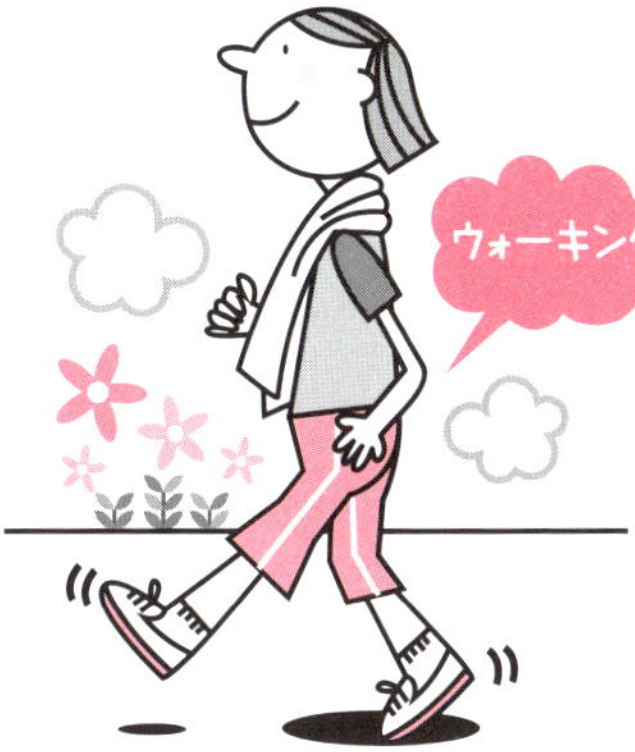

■脚のむくみに効果のある水中運動■

①水中ウォーキング

水圧を利用して患肢を圧迫することができる

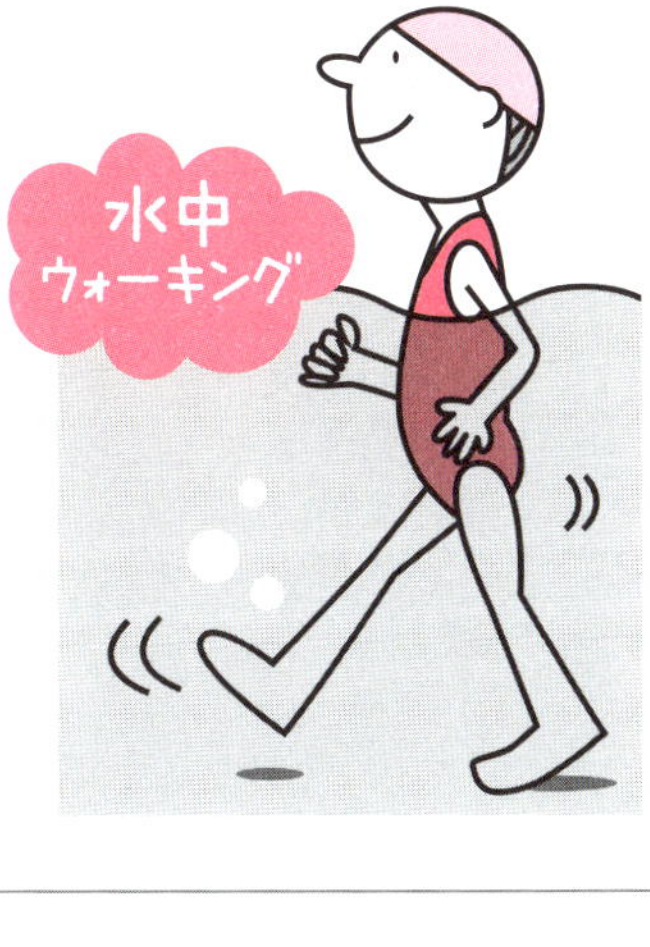

②しゃがんだり立ったり

浮力があり、足腰への負担も少ない

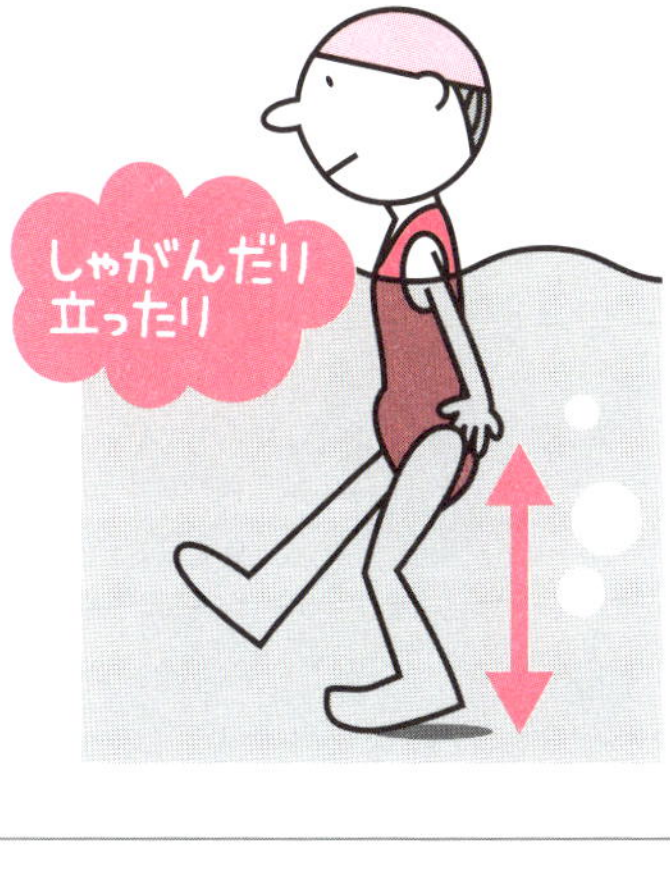

■リンパ浮腫を予防する運動療法■

①寝ながらの運動

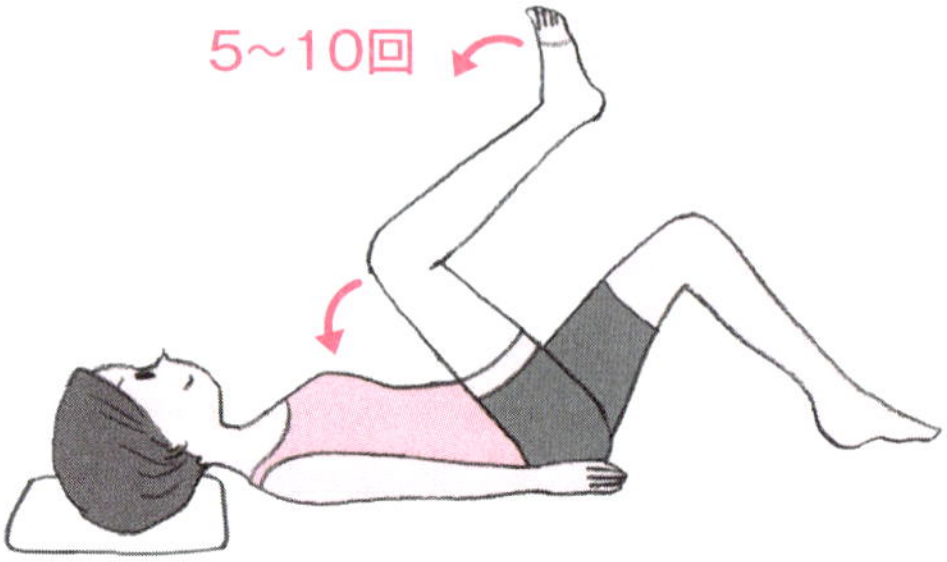

1. 仰向けで大腿上げ

仰向けに寝て両ひざを立て、一方の大腿を胸に引き寄せる。もう一方の脚も同様に行う

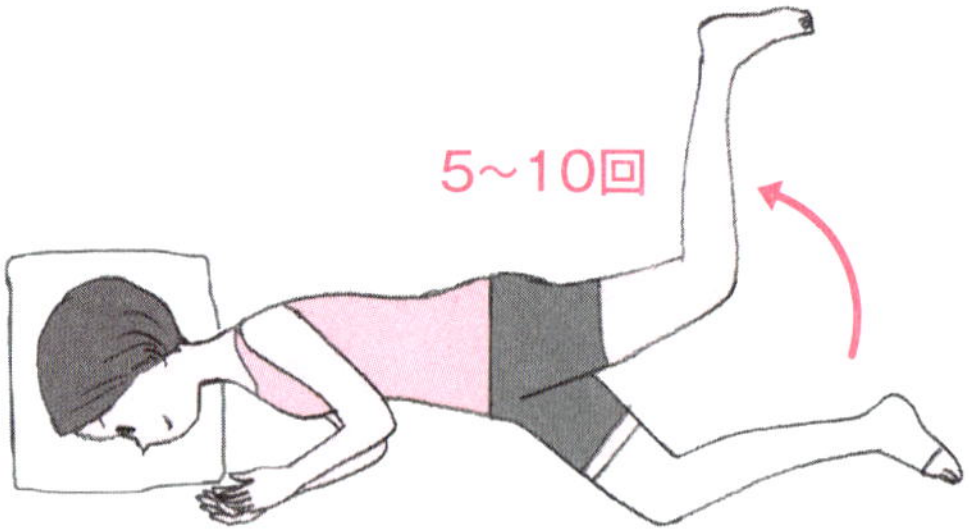

2. 横向きで体そらし

横向きに寝た状態で片脚を後ろにそらす。体の向きを変えてもう一方の脚も同様に行う

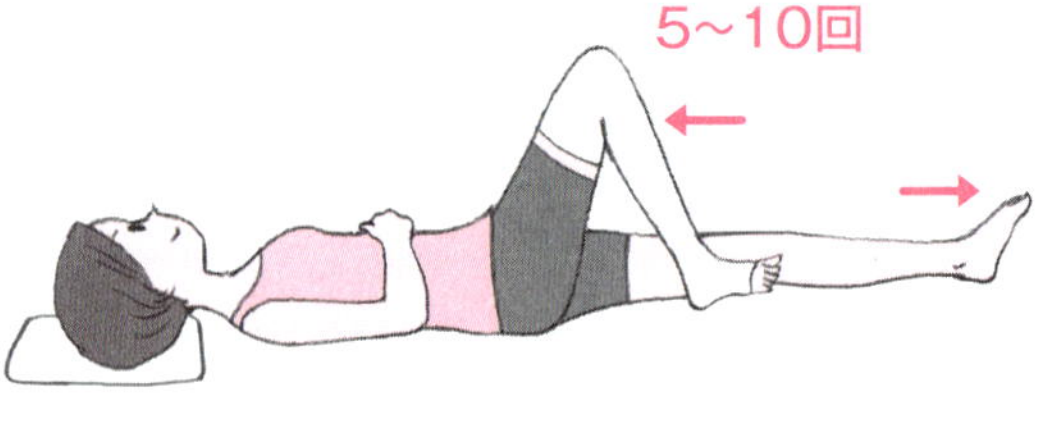

3. 仰向けで足踏み

仰向けに寝て、足踏みをするように左右交互にひざを曲げたり伸ばしたりする

②立っての運動

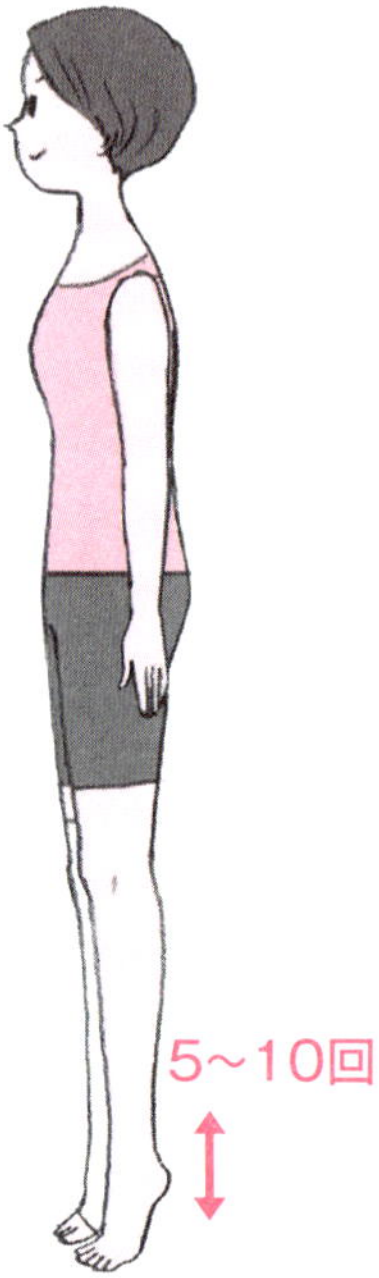

1. 足首の屈伸

立った姿勢でかかとを上げ下げする。不安定なら何かにつかまって行う

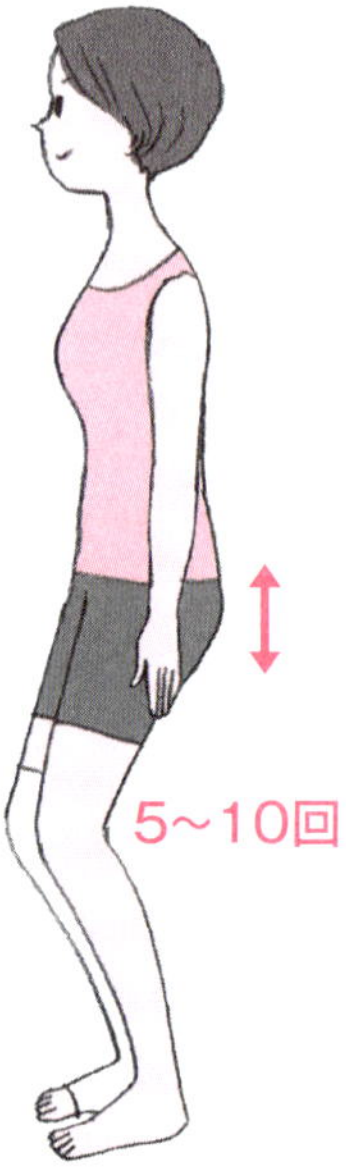

2. ひざの屈伸

立った姿勢で、ひざを曲げたり伸ばしたりする

③ボールを使って

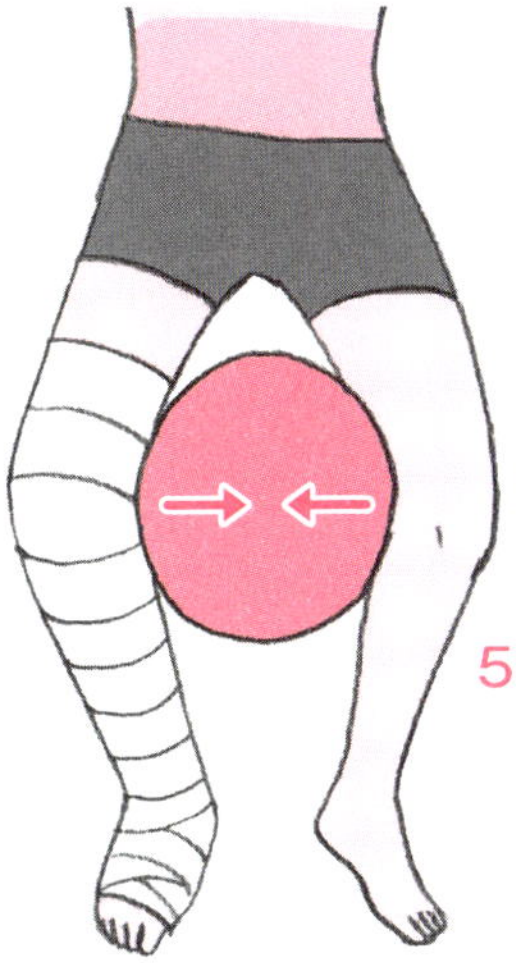

1. ボール挟み
両ひざの間にボールを挟んで締めつける

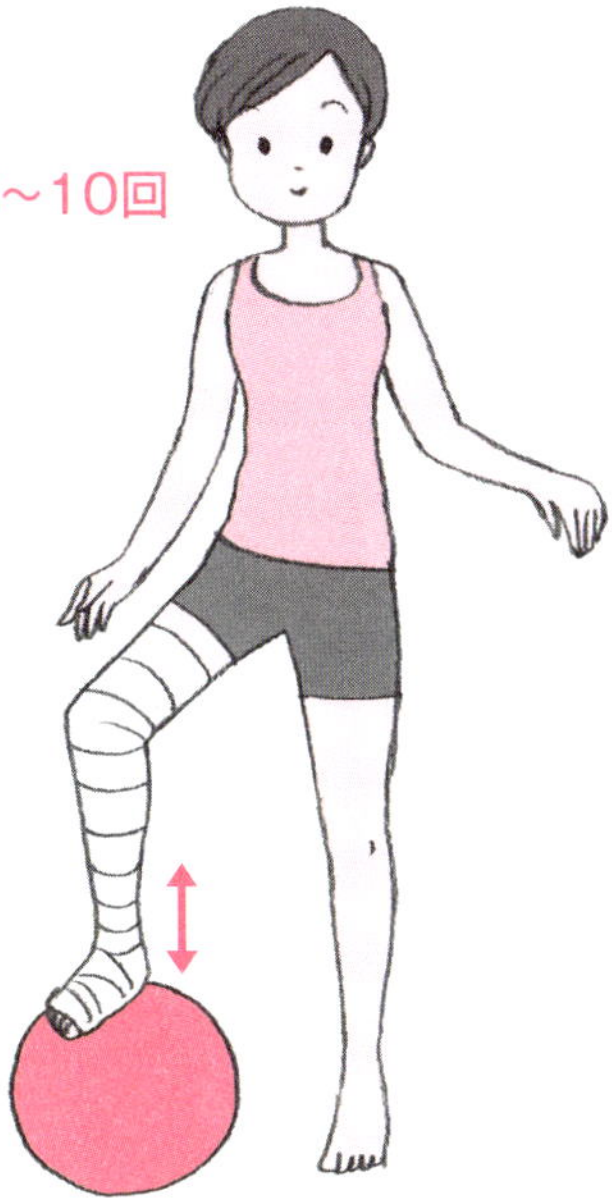

2. ボール踏み
何かにつかまり、ポンプを踏むように片足でボールを踏む。両脚とも行う

④歩いての運動

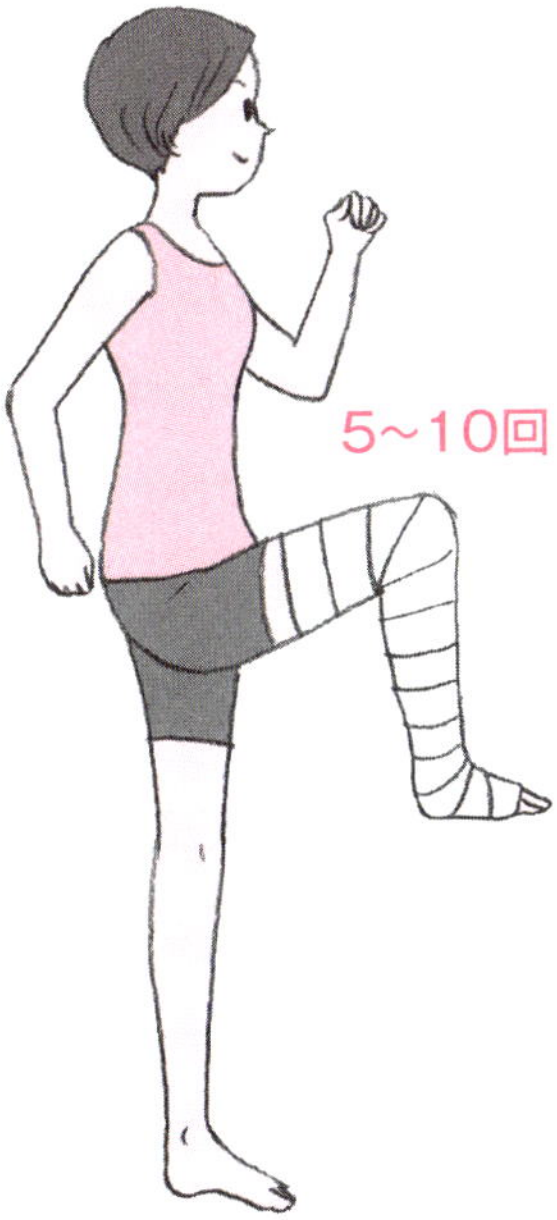

1. 効果的な歩き方
背筋を伸ばし大腿を高く上げて歩く

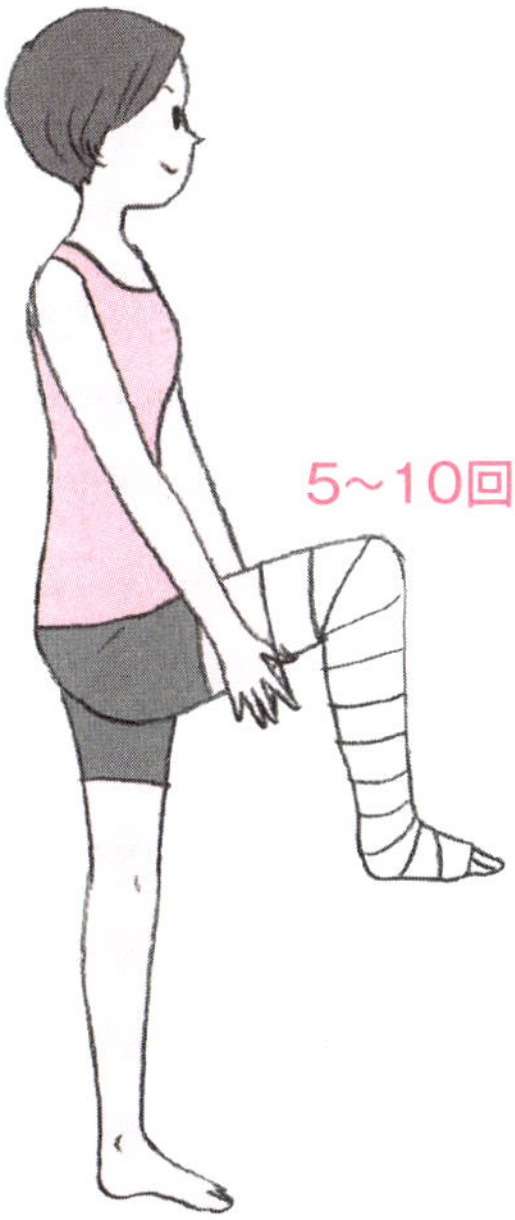

2. ひざの裏で手を叩く
背筋を伸ばし、ひざを高く上げ、その下で手を叩く。上半身はまっすぐのまま

リンパ浮腫の対処

蜂窩織炎の対処法

リンパ液に入った菌によって炎症が起きた状態が「蜂窩織炎《ほうかしきえん》」

リンパ浮腫は、たんぱく質を多く含み体温で温まった液が皮下にたまっている状態なので、患肢《かんし》に菌が入ってしまうと培養地のようになってしまいます。菌にとっては好都合な環境なのです。これらの菌によって炎症を起こした状態が「**蜂窩織炎**」です。対処法としては、菌の繁殖を防ぐために冷却したり、むくみを減らす治療で皮下組織から菌を排除したりする方法を施します。

そのとき、マッサージ・温浴・弾性着衣などは炎症を悪化させるので行いません。炎症が起きたら安静にして患肢を上げて寝ましょう。

また、家事などは、炎症が起きても体が元気なのでつい動いてしまいがちですが、悪化させる要因のひとつです。患肢を上げて対処をしていても、患肢を下したとたんに液が落ちてしまって菌が再び活発化してしまいます。ひたすら患肢を上げて休み続けることが初期の対処法では大事です。

加えて、菌の動きを抑えるため、赤く熱を持った局所を冷湿布や水枕などで冷やすとより効果的です。

ここが大事!!

●症状が出たら早めに主治医に相談を

蜂窩織炎の症状が出たら、すぐに主治医に相談しましょう。初期であれば短期間で治まるケースが多いのですが、1～2日の急性期が過ぎても炎症が治まらず、高熱が続くようであれば入院が必要です。

また、仕事や家事でどうしても安静が保てない場合には、医師と相談のうえで入院を考えたほうがいいでしょう。初期段階でしっかり菌を減らして赤みを消すことが重要です。

蜂窩織炎の予防と対処法

スキンケアで炎症を予防する

皮下組織に菌が入り込まないように皮膚を清潔にし、けがや虫刺されなどによって傷つかないようにします。

① 皮膚を傷つけない

② 皮膚の清潔を保つ

③ 日焼けや虫刺されに注意

蜂窩織炎の症状が出たら

まず安静にして挙上を続けること。マッサージ・温浴・弾性着衣の使用などのセルフケアはいったん中止し、赤くなっている患部を冷湿布や氷枕などで冷やします。

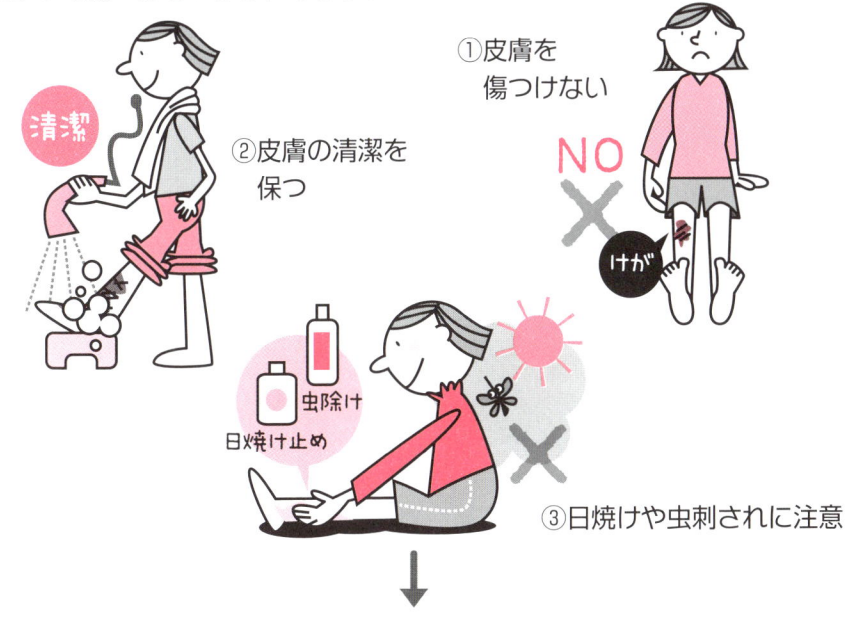

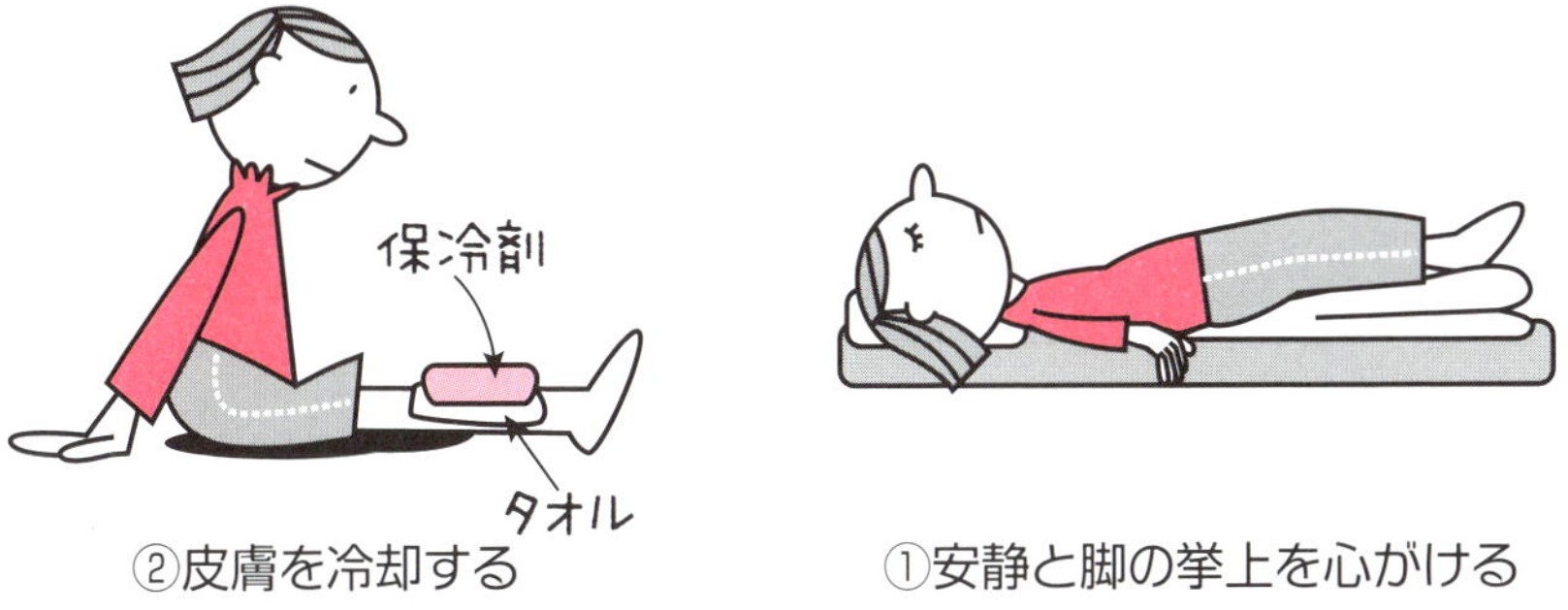

リンパ浮腫の対処

規則正しい生活で蜂窩織炎を予防する

ときには高熱や痛みも出る「蜂窩織炎」

リンパ浮腫の合併症である蜂窩織炎は、リンパ浮腫の患者さんの半数近くが発症するといわれています。リンパ浮腫が起きた脚はリンパ液の流れが悪く、細菌感染などに対する抵抗力が低下しています。体が疲労していれば、さらに抵抗力が弱まっている状態です。そうしたときに、虫刺されなどによって皮膚が傷つくと炎症が起き、同時にむくみが悪化します。患肢に蚊に刺されたようなポツポツの発疹ができたり、全体に赤みがさしたりします。ときには38℃以上の高熱や痛みをともなうこともあります。

日ごろの体調管理が蜂窩織炎の予防につながる

蜂窩織炎の原因は皮膚の傷やツメからの感染、水虫などが原因になるので皮膚の清潔にはいつも気をつけましょう。また、抵抗力が低下すると蜂窩織炎になりやすくなります。日ごろの体調管理が重要です。十分な休養や睡眠をとり、お酒は控えめに、バランスのとれた食生活などを心がけましょう。規則正しい生活を送って疲れをためないようにしましょう。

ここが大事!!

●蜂窩織炎の予防に大切な皮膚の観察

蜂窩織炎は重症化を予防するためにも早期発見が重要です。それには日ごろから患肢の皮膚を観察し、変化に早く気づくことです。皮膚が赤く熱っぽくないか、発疹はないかをチェックしましょう。色のほかに、炎症があると患肢が硬く、パーンと張ったような重い感じを受けることがあります。そんな症状が見られたらセルフリンパドレナージや弾性ストッキングの着衣は中止して受診しましょう。

■こんな生活で蜂窩織炎の予防を!!■

①十分な栄養補給を

食事を抜いたり、外食が多くなったりすると栄養が十分にとれず抵抗力が弱くなる

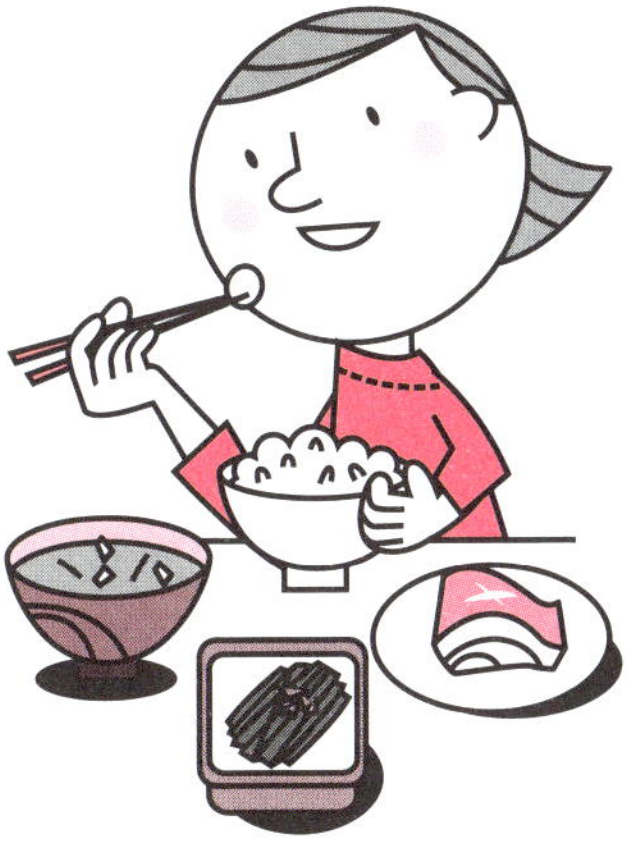

②睡眠と休養を十分にとる

睡眠不足は体調コントロールには大敵。睡眠と休養を十分にとって疲れをためない

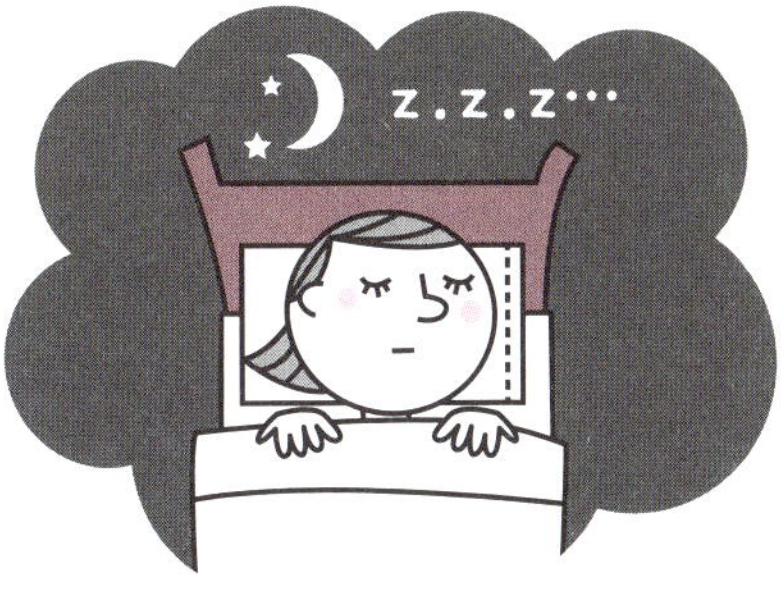

③お酒は控えめに

お酒はビール１本程度に。飲みすぎには注意して、体調管理を

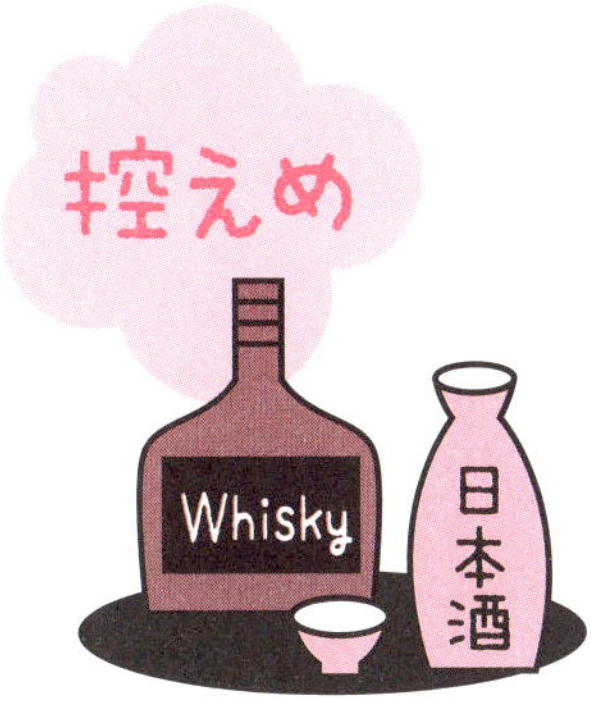

④風邪などの感染症に気をつける

風邪などにかかり体調をくずすと抵抗力が低下し、蜂窩織炎が起きることがあるので注意

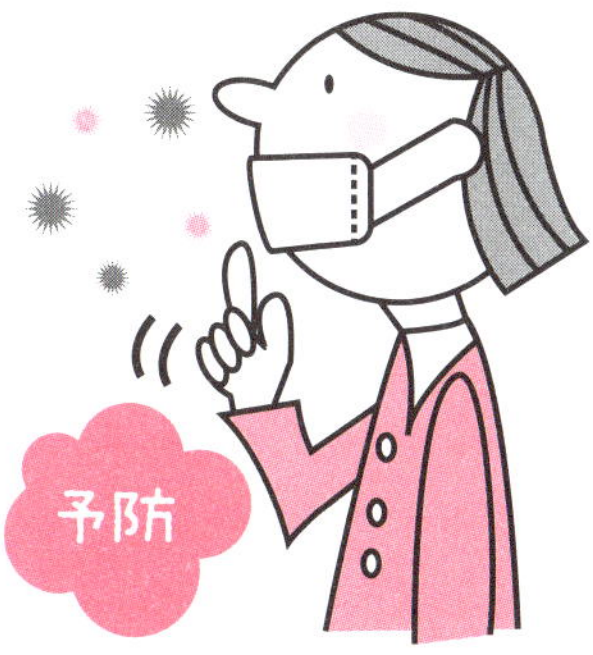

C O L U M N

リンパ浮腫は患部の周径を計測し管理することが大切

リンパ浮腫は自覚がなく発見が遅れがち

リンパ浮腫は自覚がないまま悪化することが多いので、小さな変化でも早めに気づき対処することが大切です。発見が遅れるとむくみが重篤になり治りにくくなります。

早期発見のためには、患肢周辺の計測を習慣づけるとよいでしょう。計測によってむくみが発見できたら、仕事などで無理していないか、気がつかないうちに患部に負担をかけるような生活をしていないか見直しましょう。仕事などがハードなら、ゆっくり休み十分な睡眠をとりましょう。

患肢の周径を計測し記録するメリット

患肢の周径の計測・記録するメリットはリンパ浮腫の悪化予防だけでなく、悪化したむくみがどの程度改善したかを知るめやすにもなります。1週間、1カ月、1年と記録していくことで何曜日が悪化しやすいか、月のどのあたりに変化が起きやすいか、どの季節に注意したらいいか、などが予測しやすくなります。

●周径を計測する部位

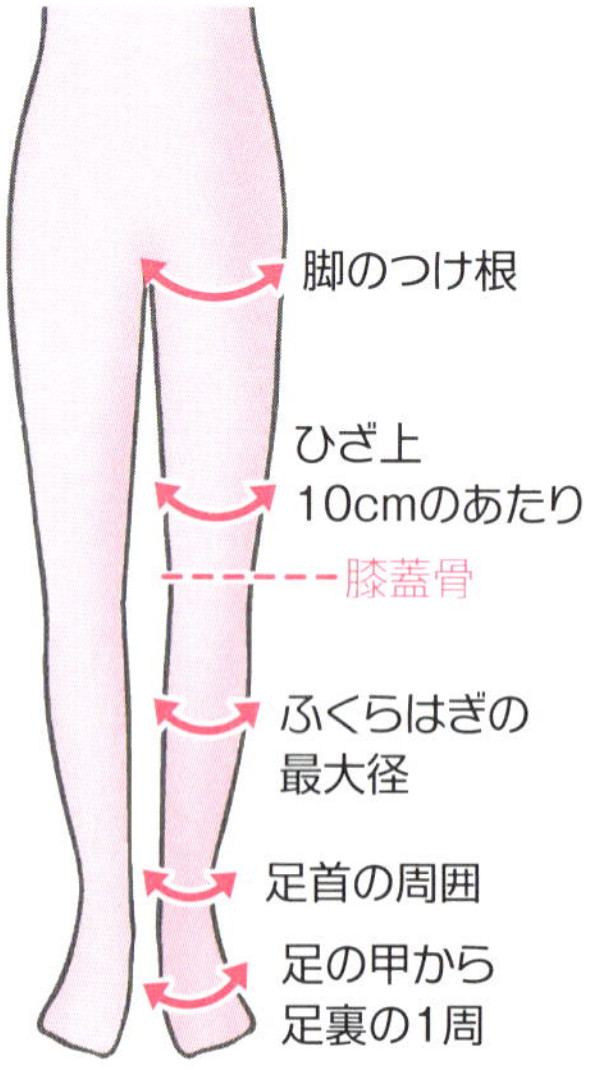

脚のつけ根
ひざ上
10cmのあたり
膝蓋骨
ふくらはぎの
最大径
足首の周囲
足の甲から
足裏の1周

第5章

心の悩みを軽くするための生活ガイド

患者さんの心

患者さんが体験するつらいプロセス

はじめに起きる衝撃、否定、絶望の感情

がん患者さんの苦痛は、体だけでなく心にももたらされます。

心へのストレスは、たいていどの患者さんも同じようなプロセスをたどり、やがて病気を受け入れるようになるのです。

まずはじめに起きるのが、がんの告知や再発・転移を知らされたときの、衝撃や否定、絶望の感情です。あまりのショックで、何の感情もわかなかったり、自分のことでないような非現実的な心理になることもあります。

抑うつ状態の時期から立ち直りの時期へ

その後、現実逃避の時期が過ぎると、不安や悲しみが交互に襲ってきたり、不安定な精神状態から呼吸困難、不眠、食欲不振など身体的な症状が現れるようになります。

そして、こうした抑うつ状態の時期が過ぎると、徐々に心が落ち着いていき、日常の自分自身を取り戻していきます。

こうした心のプロセスは、告知や再発・転移のときだけでなく、治療の間、何度もくり返します。

ここが大事!!

●立ち直りの状態とは

病気に向き合い、前向きに治療に取り組むことは大切ですが、無理に明るく元気を装うことが立ち直ることではありません。元来おとなしい性格の人が、がん治療のために積極的にならなければと無理をしても、そのギャップがストレスになることもあります。

がんは、性格や心の持ち方で進行が早くなったり遅くなることはありません。立ち直りの時期に大切なことは、本来の自分らしさを取り戻すことです。

■がん患者さんの心のプロセス■

がんの告知、検査結果への不安、再発の疑い、転移が認められたとき、抗がん剤が効かなくなったとき　など

↓

衝撃、否定、絶望

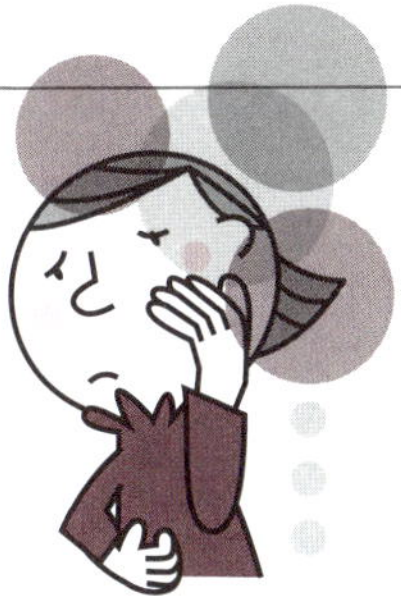

- 何の感情もわかない
- 現実のように思えない
- 「きっと何かの間違いだ」という否定的感情
- 「もうおしまいだ」という絶望感
- 「治療なんて、どうせ無駄だ」という挫折感

↓ 1週間程度

抑うつ状態

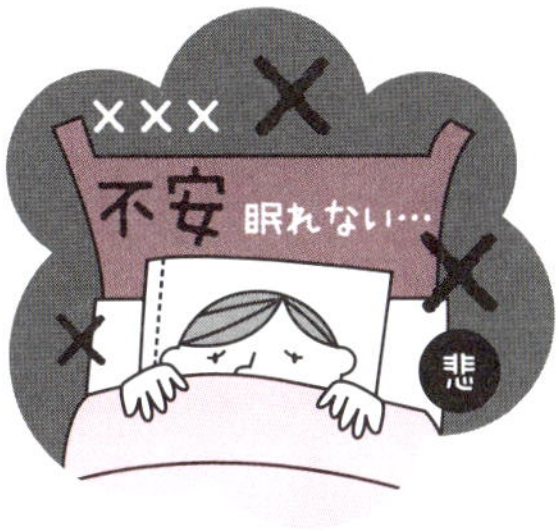

- 不安や悲しみが交互に襲う
- 気分が落ち込む
- 「どうして自分だけがこんな目にあうのか」という怒り
- 「体調管理が悪かったせいだ」という自分を責める気持ち
- 「もう普通に生活できない。自分は１人だ」という孤独感、疎外感
- 集中力の低下
- 呼吸困難や、不眠、食欲不振など身体的症状

↓ 1～2週間程度

再適応、立ち直り

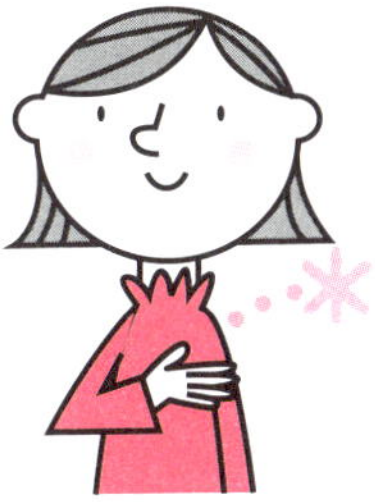

- 心が徐々に落ち着いてくる
- 日常の自分を取り戻す
- 病気を受け入れて、生きることへの意欲がわいてくる
- 外部の人たちと積極的に関わりを持とうとする

患者さんの心

がん患者さんが感じる大きなストレス

抑うつ状態の時期には大きなストレスを感じる

前述したように、がん患者さんの心は、初期の現実逃避の時期を過ぎると、抑うつ状態の時期へと移行します。少しずつ現実を理解しはじめることで不安や悲しみに襲われるこの時期は、大きなストレスを抱える時期でもあります。

不安や落ち込みなどの気持ちそのものはたいていの患者さんに現れるので、すぐに治療を施す必要はありません。しかし、抑うつ状態が強くなって心身に影響をおよぼすようであれば、適切な対応が必要です。

不安や落ち込みからくる心身の症状に注意

不安が強くなると、イライラしたり緊張してリラックスできなかったりするほか、吐き気やめまい、動悸、呼吸困難など、身体的な症状が現れることがあります。

また、気持ちが落ち込むと、集中力が低下して考えがまとまらなかったり、生きる意欲が低下したりします。不眠、食欲不振、疲労感なども現れます。

こうした症状を放っておくと専門的な治療が必要になることもあります。

ここが大事!!

●抗がん剤の副作用で抑うつに

がん患者さんは病気に対する不安や悲しみだけでなく、抗がん剤の副作用で抑うつ状態になることがあります。抗がん剤治療を行うと、全身の倦怠感や吐き気、嘔吐、脱毛、発熱、筋肉痛などの副作用が現れることがあります。これらの症状が精神面に影響し、不安や抑うつ状態を引き起こします。抑うつ状態がひどくなるとがんの治療に差し障りがあるため、症状を見逃さないよう注意が必要です。

■不安や落ち込みからくる心身の症状■

不安

心の症状

・イライラする
・緊張してリラックスできない
・悪いことを考えてしまう
・集中できない
・心配ごとが頭から離れない
など

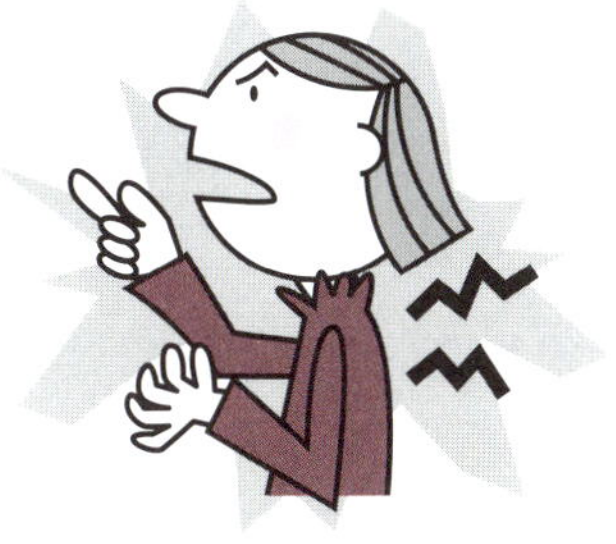

体の症状

・呼吸困難
・不眠
・吐き気
・動悸
・めまい
・突然胸が苦しくなる　など

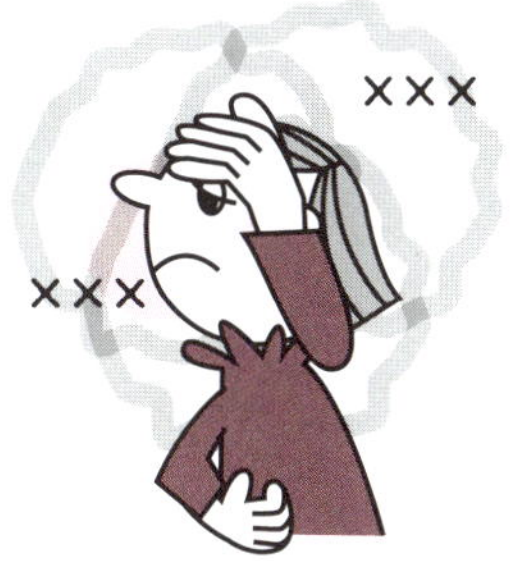

落ち込み

心の症状

・気持ちが落ち込む
・集中力が低下する
・考えがまとまらない
・生きる意欲が低下する
・何かにつけて自分を責めてしまう
・何をしても楽しくない　など

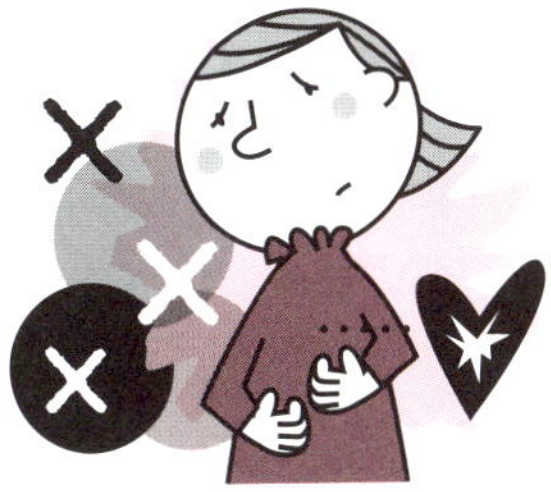

体の症状

・食欲不振
・疲労感
・不眠　など

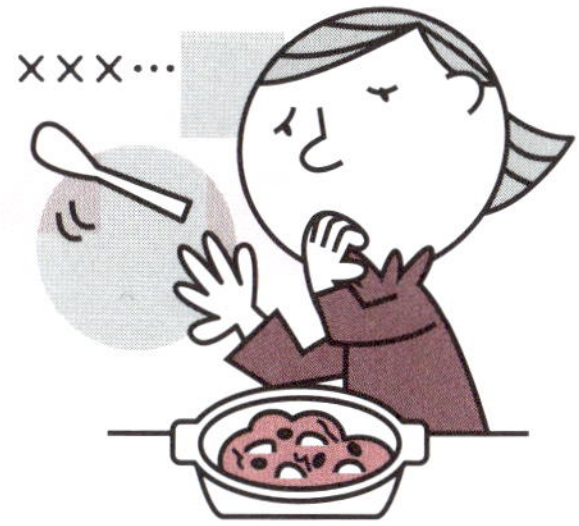

患者さんの心

がん患者さんに多く出る適応障害とうつ病

抑うつ状態が長い場合は精神疾患の可能性もある

抑うつ状態が2週間以上続き、再適応の時期へと移行しない場合は、適応障害やうつ病の疑いがあります。こうした精神疾患は、日常生活に支障をきたすだけでなく、がん治療の妨げになるため専門的な治療が必要です。

適応障害は、非常に強い精神的苦痛から立ち直れないために、家庭や職場での生活に著しく支障を生じる状態です。心配事が頭から離れなかったり、人と会うのが苦痛で引きこもったりすることもあります。

身体症状が強く現れたらうつ病の診断が必要

適応障害よりもさらに精神症状が重く、不眠や食欲不振、体重の減少、全身の倦怠感などの身体症状を伴うことが多いのが、うつ病です。何かと自分を責めたり、「死んでしまいたい」などと死への願望を訴えることもあります。

うつ病は、抗がん剤治療による副作用と混同しやすいため、DSM‐Ⅳ（米国精神医学会基準）やICD‐10（国際疾病分類）などを基準に診断します。

ここが大事!!

●急性の脳機能不全「せん妄」

がん患者さんによくみられる精神状態の1つに「せん妄」があります。

せん妄は、心理的ストレスによる精神疾患ではなく、身体的な異常や薬剤によって脳の機能が低下した状態で、軽い意識障害の一種です。

初期症状は、抑うつ状態に似ていますが、2～3日すると、幻覚や妄想、興奮、認知力の低下などの症状が現れます。大きな手術や新しい薬を使用したあとにみられますが、ほとんどが一時的な症状です。

■適応障害やうつ病は治療が必要■

適応障害　強い精神的苦痛により、日常生活に支障をきたす

➡

◆支持的精神療法

患者さんの感情を掘り起こさず、心の悩みを専門家が聞き、共感を示すことで安心感を与える方法

何度もくり返すうちに、生きる意欲がよみがえってくる

うつ病　適応障害より精神症状が重く、身体症状を伴うことが多い

➡

◆薬物治療

選択的セロトニン再取込み阻害薬や抗うつ薬など、副作用が少ない薬を使用する

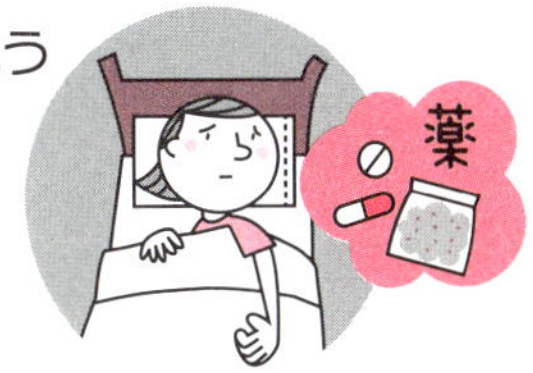

◆安静

十分な休息をとり、脳を休ませる

◆認知療法

「自分はもうダメだ」などと思っている患者さんに対し、専門家が話し合いを重ね、歪んだ認知を訂正していく

■うつ病の診断基準　DSM-Ⅳ■

①毎日のように気分が沈む
②物事に興味がわかない。いつもは楽しめることが楽しめない
③食欲がない。食べてもおいしくない。体重が減る
④寝つけない。途中で目が覚めて眠れない。朝早くに目が覚める
⑤頭の回転が鈍くなった感じがあり、考えが進まない。イライラして落ち着かない
⑥いつも疲れを感じている。気力が出てこない
⑦自分には価値がないと感じる。現状は自分が悪いのだと感じる
⑧集中力がないため、新聞やテレビなども見られなくなる。決断ができなくなり、考え込む
⑨もう生きていられないと考える。くり返し自殺のことを考える

上記の①あるいは②のどちらかの症状があり、5項目以上が2週間以上続く場合、うつ病と診断します。

出典:埼玉医科大学国際医療センターHPより

知識を増やすことで不安を解消する

患者さんの心

ストレス軽減の工夫で抑うつ状態から抜け出す

心理的ストレスを長い間抱え込まないためには、リラックスできる環境を整えたり、親しい人に悩みや悲しみを打ち明けて気持ちを楽にするなどして対処しましょう。むやみに自分を責めたりせず、過去につらい経験をしたとき、どのようにして立ち直ったかなどを思い出し、実践してみるのもよいでしょう。

また、「がん」という言葉の印象で、不安になったり落ち込んだりすることも少なくありません。その場合、がんに対する正しい知識を増やすと、ストレスを軽減できます。

正しい情報の基本は担当医からの十分な説明

情報不足や情報の氾濫による混乱を避けるためにも、担当医から病状についての十分な説明を受け、わからないことは納得できるまで質問しましょう。その際、家族や友人など身近な人が同席すれば、患者さんの不安感も軽くなり、理解も深まるでしょう。

また、がん診療連携拠点病院に設置されている相談支援センターや患者会などでも情報を得ることができます。

ここが大事!!

●心のケアをする精神腫瘍医

心理的ストレスが強い場合は、精神腫瘍医や心理士など、専門家に相談しましょう。

精神腫瘍医は、がんに関連した心の問題をケアする専門医で、日本では精神科医や診療内科医が行っていることもあります。治療は、カウンセリングや薬物療法が中心で、意識してリラックスさせるリラクセーションなども行います。

抑うつ状態が長く続いている場合は、担当医に紹介してもらうとよいでしょう。

正しい知識はこうして増やそう

担当医に十分な説明を受ける

病状について、理解できるまで説明してもらい、わからないことはどんどん質問しましょう。

医師に任せきりにせず、患者さん自身が知識を深めることで、治療や療養生活に前向きになることができます。

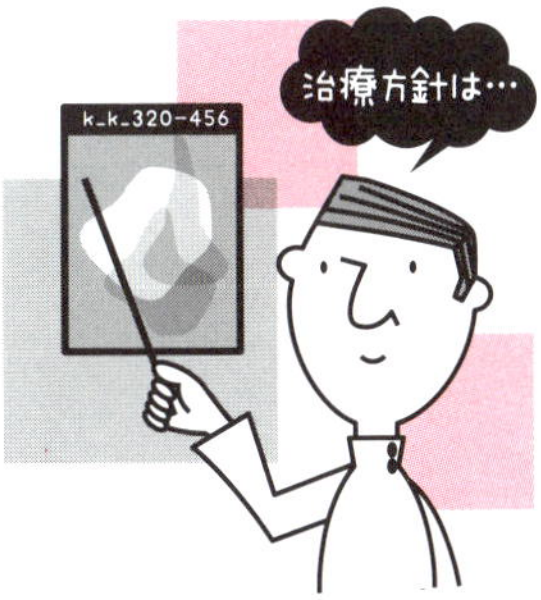

相談支援センターを利用する

がんについての情報収集のほか、治療法や療養生活の悩み、費用や療養の支援制度など、患者さんの心配について、いっしょに解決策を探してくれます。

治療の効果が感じられないなど、担当医に聞きにくいことも、間に入って橋渡しをしてくれます。

患者さんだけでなく、家族や地域の人などだれでも利用できます。

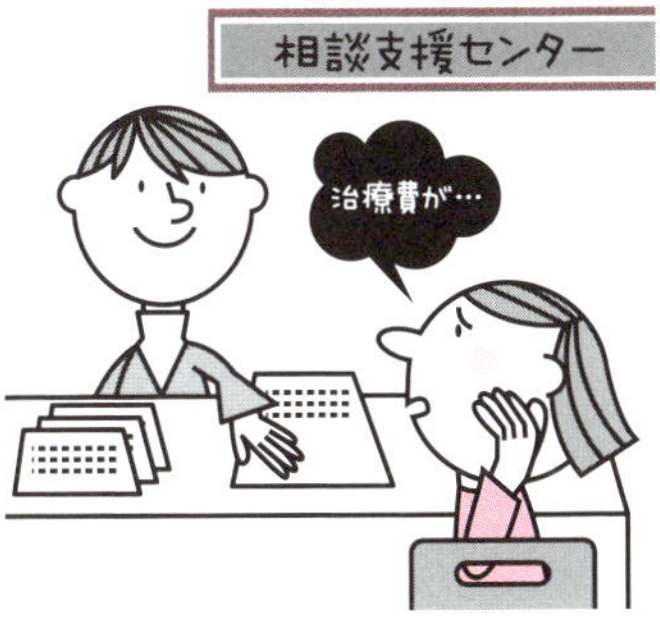

患者会やサポートグループに参加する

患者さんどうしの情報交換を目的とした患者会や、精神科医やカウンセラーが進行するなか、患者さんが体験や気持ちを語り合うサポートグループなどに参加することで、気持ちを共有したり、病気に対する理解を深めることができます。

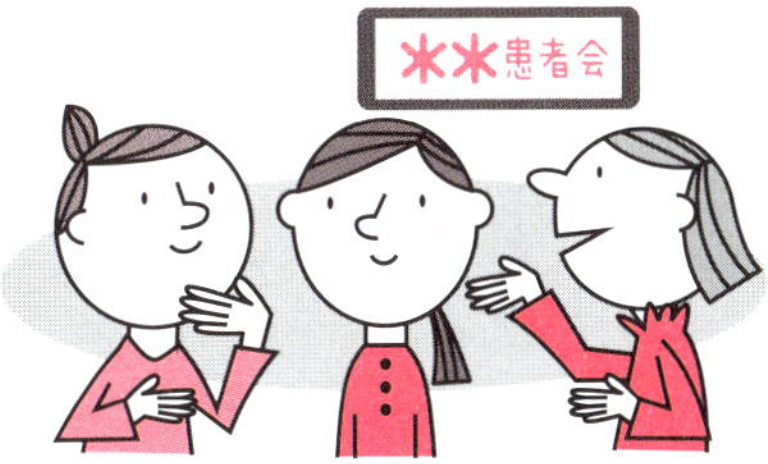

家族のケア

家族がしてあげられること

患者さんの行動を理解し温かく見守る

患者さんは、病気を受け入れるまで、現実を否定してわざと元気に振る舞ったり、理不尽なことを言い出したり、周囲の人に当たり散らしたりすることがあります。

これは、受け入れられない現実に対する感情を無意識のうちに処理しようと、心が機能しているためです。

このようなときは、治療に影響がない限り、患者さんの行動を理解し、温かく見守ることが大切です。否定したり、感情的になってはいけません。

患者さんの話をよく聞き気持ちを共有する

立ち直りの時期であっても、患者さんの心が繊細になっていることに変わりはありません。そして、患者さんが相談したいと思っているのに、家族が病気の話題を避けるのも好ましくありません。大切なのは、患者さんの話をよく聞き、気持ちを共有することです。

答えに困るときは、無理に明るい言葉をかけようとせず、患者さんの言葉をくり返すだけでもよいでしょう。安易な励ましの言葉も避け、これまでどおりに接することを心がけてください。

ここが大事!!

●家族の心的ストレスにも注意

がんの告知や再発が認められたときは、ショックを受けるのは家族も同様で、患者さんと同じように不安になったり、落ち込んだりします。また、患者さんを支えなければと、無理に気持ちを奮い立たせる、患者さん以上のストレスを抱えることもあります。

がん患者さんの家族が「第2の患者」と呼ばれるのはこのためです。心的ストレスが2週間以上続く場合は、専門家の治療を受けましょう。

■患者さんにはこう対応しよう■

患者さんの行動を理解する
わがままな言動や、現実を否定する行為も、治療に支障がない限り受け入れる。何があっても感情的にならない

いままでどおりに接する
家族が明るく支えなければと、無理に元気に振る舞ったり、やさしくしたりすると、患者さんがリラックスできない

気持ちを共有する
患者さんの目を見て、よく話を聞き、共感していることを態度で示す。答えに困るときは、無理に明るい言葉をかけようとしない

病気の話題を避けない
病気の話題を避けようとすると、かえって気まずくなり、患者さんが自分を責める原因になってしまう

安易に励まさない
患者さんは、告知を受けたときから、受け入れがたい現実と必死で闘っている。それ以上の努力を求めるような「がんばって」という言葉は禁句

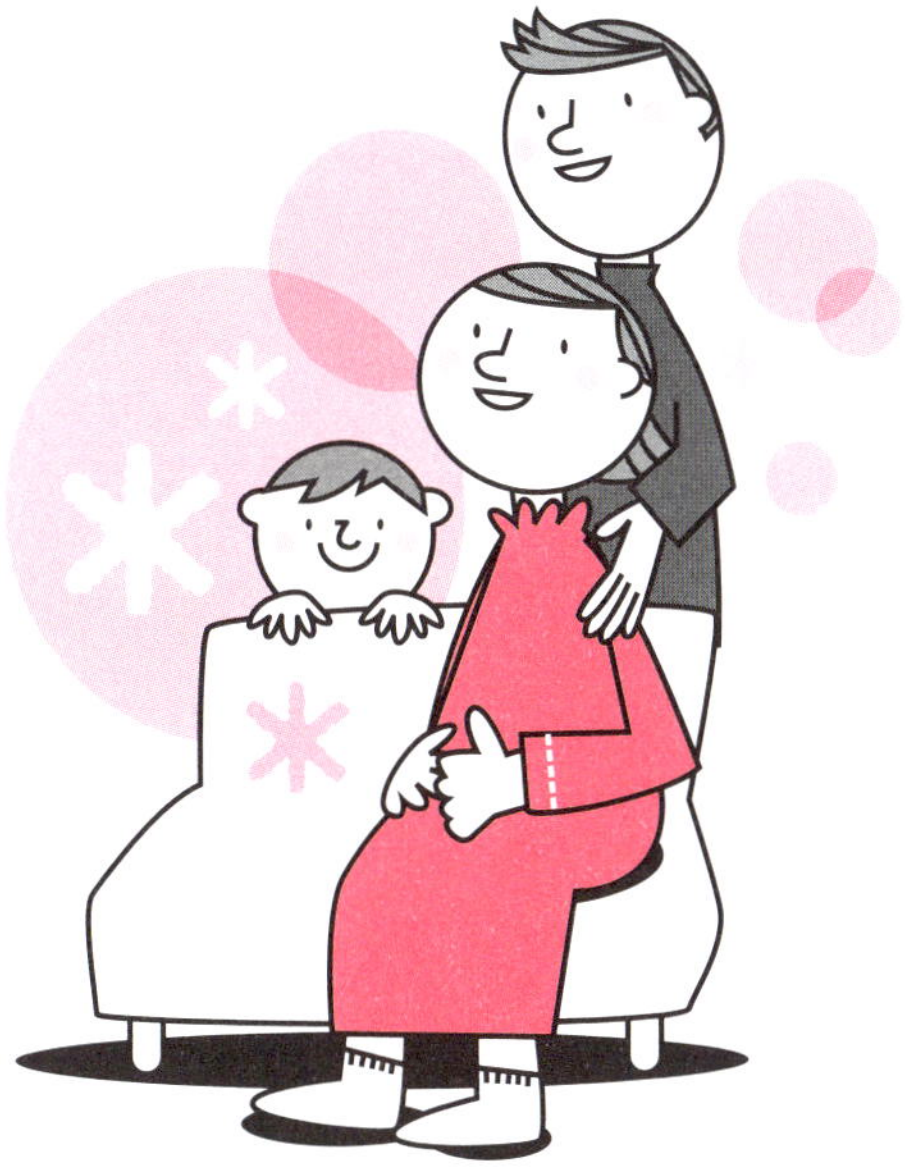

子宮頸がん

がん患者のためのエクササイズを広めたい

中山潤子さん（仮名）30歳

プロフィール
スポーツインストラクター。2009年、27歳のときアメリカで子宮頸がんを発症。治療のため帰国し、広汎子宮全摘出術を受ける。

27歳で「がん」なんて…

診断を受けたのは、そのころ住んでいたニューヨークのレディースクリニックでした。27歳の私が「がん」だなんて、どうしても信じられませんでした。大量の不正出血もあったし、そのせいか貧血にもなり、体調が悪かったのはたしかですが……でも、なぜ？「すぐに大きな病院で検査を受けてください」と言われ、ほぼ確実な診断に、アメリカで治療するか日本に帰るか少し迷いました。18歳から渡米してミュージカルの勉強をしていたので、まだやりたいこともたくさんあったからです。しかし、私をケアしてくれる家族の負担や治療費のことなどを考え、帰国して治療することに決めました。

日本での病院の予約など準備は両親や姉が積極的に動いてくれ、私は帰るだけでそこには治療に入る環境がすべて整っていました。

ステージも副作用も後遺症もなんのその

アメリカで検査した細胞診のクラス分類でクラスⅤと診断されました。5段階中の5番目です。帰国してから日本の病院で受けた検査では、病期のステージはⅣ。どちらにせよ早期の段階ではないでしょう。私のがんはそこまで重症でした。

手術を担当してくださった先生から「放射線療法もありますが、

中山さんの場合は年齢がまだ若いので抗がん剤でがんを小さくしてから手術という方法も考えられます」との説明を受け、手術の前と後

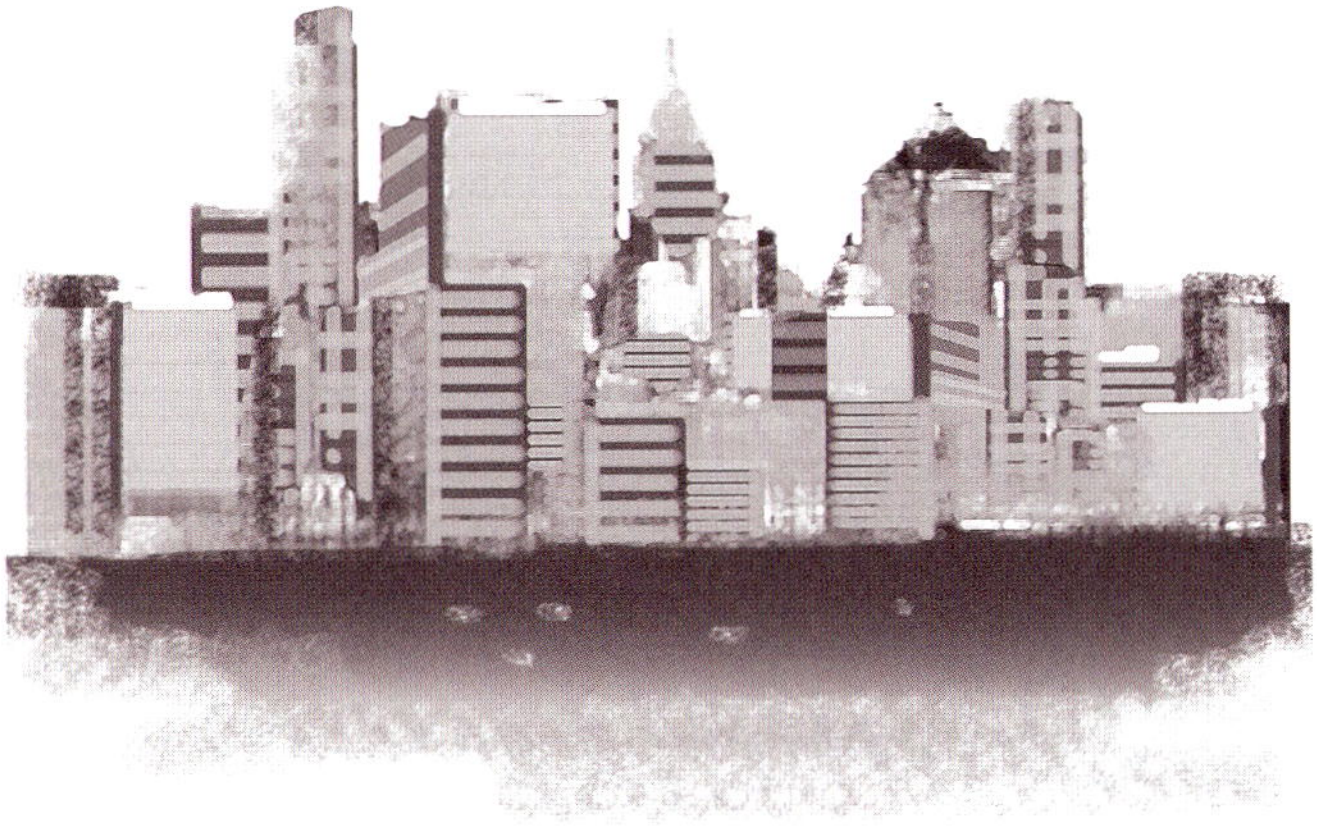

に3カ月間の抗がん剤治療をする方法を選びました。術前はがんを小さくするため、術後は再発予防です。2009年の12月に手術をしました。

　手術は無事に終わりましたが、排尿が自力でできないと退院許可が出ないということなので、もう必死でした。はじめは看護師さん頼りでしたが、もともと運動好きな私は筋力もあり、筋肉の動かし方や、どこに力を入れたたらよいかのカンがよく、無事に合格印をいただきました。

　抗がん剤の副作用も教科書通りの「吐き気」「だるい」「食べられない」etc…ちゃんと経験しましたが、直感的に「今日は食べられそう」と感じた日には「まとめ食い」。おかげで、あまり痩せもせず副作用もクリアしました。

　食事は、すごく意識しているわけではありませんが、肉を食べなくなりました。野菜を中心とした食生活で、魚介類やきのこ、海草、豆、卵などは何でも食べます。あと最近ではお酒もちょっぴり……赤ワイン、おいしいですね。

リンパ浮腫のケアも運動で

「体力の回復を図るために軽い運動をしましょう」と病院でも言われたし、本などを読んでも書いてありますが、「軽い」ってなに?

　私は子どものころから運動は大好きで、クラシックバレエをやっていましたので早く動きたくてうず

うずしていました。「軽い」っていってもどの程度？　だれも教えてくれません。ストレッチだってどこまで伸ばしたり曲げたりしていいの？　おなかの傷に悪影響はないの？　伸ばしすぎたらやっぱり痛いし……そういうことは、だれも教えてくれないから自分で少しずつようすを見ながら体を動かしてみるしかありません。

右鼠径部のリンパ節を徹底的に切除しましたから、右足がむくむことがあります。でも、ストレッチをするとむくみが軽くなるということがわかりました。むくみが軽くなると心も軽くなりストレス解消、一石二鳥です。やはり体を動かすのっていいですね。

リンパ浮腫の予防・ケアとして寝る前にマッサージをしていますが、マッサージはもちろんのことスキンケアも大事です。お肌がツルツルしていればマッサージもしやすいので、乾燥しないように保湿には気を使っています。

運動は、趣味であり仕事でもあり私のビタミン剤

家庭で療養生活に入ると、はじめは外出もあまりできないため、インターネットの対戦ゲームにハマったこともありますが、やはり体を動かしたくてフィットネスクラブに通いました。そこで読んだ雑誌から見つけたのが、ホテルのフィットネスクラブの求人広告。病後で体力も戻っていないので、いきなりインストラクターっていうわけにもいかないでしょうから、ここは少しおとなしく「受付」というポジションで応募し、就職に成功したのは２０１０年の10月のことでした。手術をしてから、１年に近い日々が過ぎていました。

「受付」は導入部で、アメリカでダンスを学んだことが背景にあるのでインストラクターとしても仕事ができるようになりました。体調も良く、仕事を休んだことは１日もありません。外国人のお客さまが多いホテルなので、アメリカで養った英語力が役に立ち、重宝がられました。

運動は体にも心にもよいということを普及させたい

２０１３年の４月からフリーの

スポーツインストラクターとして仕事をしています。アメリカで学んだ演劇やダンスが土台となって、いまの仕事ができるのだから、アメリカに行ったことも病気になったこともマイナスだとは思っていません。

病気を治療してくれた先生、支えてくれた家族や友人、社会復帰できた環境に感謝して、いまの私にできる形で社会に貢献したいと考えています。

同じ病気を患った人のなかに、運動をしたいけれど何から始めたらいいのかわからないという人がいたら、その人たちに私自身の経験を生かしたガイドをしてあげられたらいいと考えています。私が病気になったのも何か使命があったのではないかとすら思います。

フリーになったのも、そんな夢に向かってたくさん勉強しなければならないことがあり、自分の時間がもう少し欲しかったからです。

いま、とても充実しています。アメリカにいたときも、もちろん充実していたけれど、人のためになることをやるという目標は大人の充実感です。まだ先は長いけれど、私には支えてくれる家族や友人、よき理解者である恋人もいますから、毎日を楽しみながら過ごしていきます。

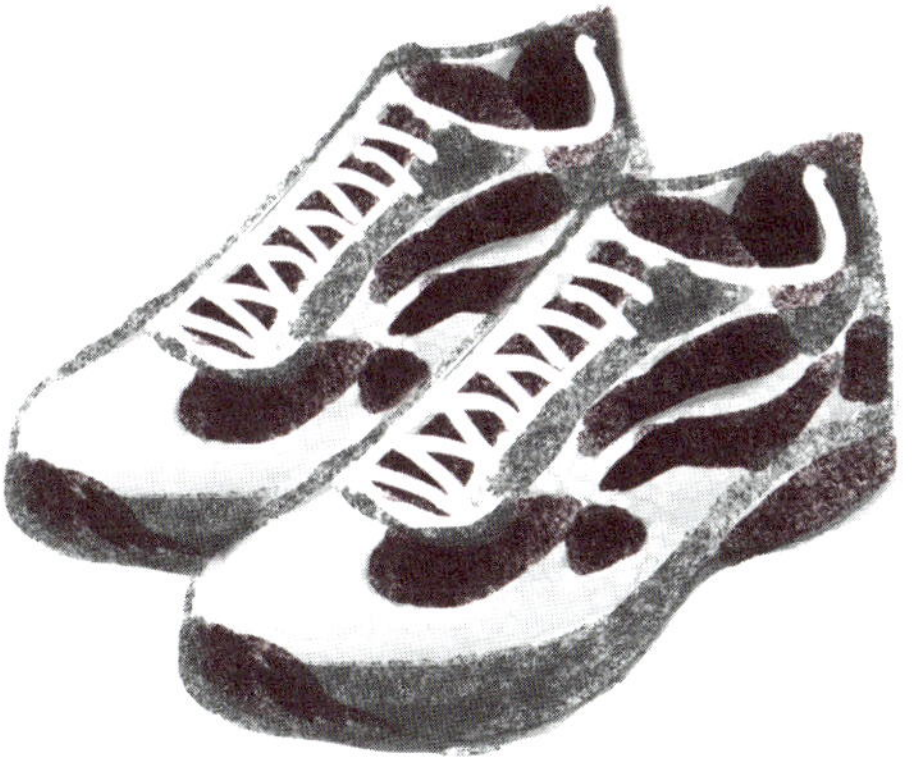

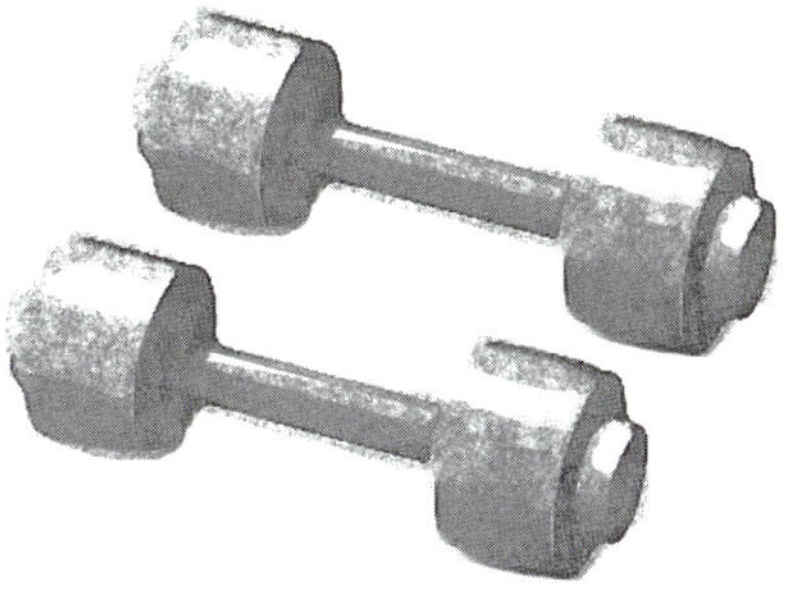

子宮体がん

「患者」になるのは病院に行ったときだけ

阿部紀美子さん（仮名）68歳

プロフィール
定年退職後の夫と2人暮らし。二世帯住宅にリフォームし、近隣に住む長男一家と同居予定。2011年に子宮体がんが見つかる。病期Ⅰa、単純子宮全摘出術と両側付属器（卵巣・卵管）切除。

病気がわかったのは東日本大震災の前日

私は毎年、子宮頸がんと乳がんの検診は欠かさず行っていました。それというのも妹が乳がんに罹《かか》っていたからです。

私は4人姉妹の長女、3歳年下の2女、3女は双子で、その下に4女、弟がいます。双子の妹・智子（仮名）が乳がんに罹ったのは13年前です。さらに、もう1人の双子の妹・英子（仮名）の娘（私にとっては姪《めい》）が、やはり乳がんで25歳の命を落としたのです。発症から10カ月でした。2人とも、つらい闘病生活をしていたので、私の「がん」に対する恐怖心も人一倍でした。がんは早期発見が大切ですから、検診は手抜きをせずに、胃の検査も2年に1度行っていました。

総合病院で胃カメラの検査をしたとき「先生、私、お腹のCTって撮ったことないんですよね」と、何気なく口に出た言葉に「じゃあ腹部のCTやりましょうか」という話になり検査をお願いしました。

腹水が溜まっているとのことで、検査結果の画像を総合病院から主治医である近所のクリニックに持ち帰りました。つぎに主治医の先生から子宮体がんの可能性を指摘され、今度は包括的がんセンターのある病院に紹介状を書いていただきました。

そんなこんなでバタバタした日の翌日、あの東日本大震災は起こったのです。私の病気とは何の関係もあるはずがないのに「何の因果かしら」と、思わずにはいられませんでした。「今年はどんな年になってしまうのだろう」と不安でいっぱいでした。

私の周囲にはがん患者がたくさんいます

自覚症状は何もなかったのです。子宮体がんでよく聞くような不正出血もありませんでした。血液検査も異常なし。細胞診でもなかなか結果が出ないのに、やはり私は子宮体がんに罹っていました。

子宮の全摘出と卵巣・卵管を切除しました。卵巣と卵管切除は転移予防のためだそうです。

術後3日ほどして、アクシデントがありました。手術の麻酔の影響かと思いますが、のどや気管の調子が悪く、咳込んだのです。おもいきり咳をしたとき、お腹に力が入った勢いで手術の創口が開いてしまいました。私は、予期せぬ

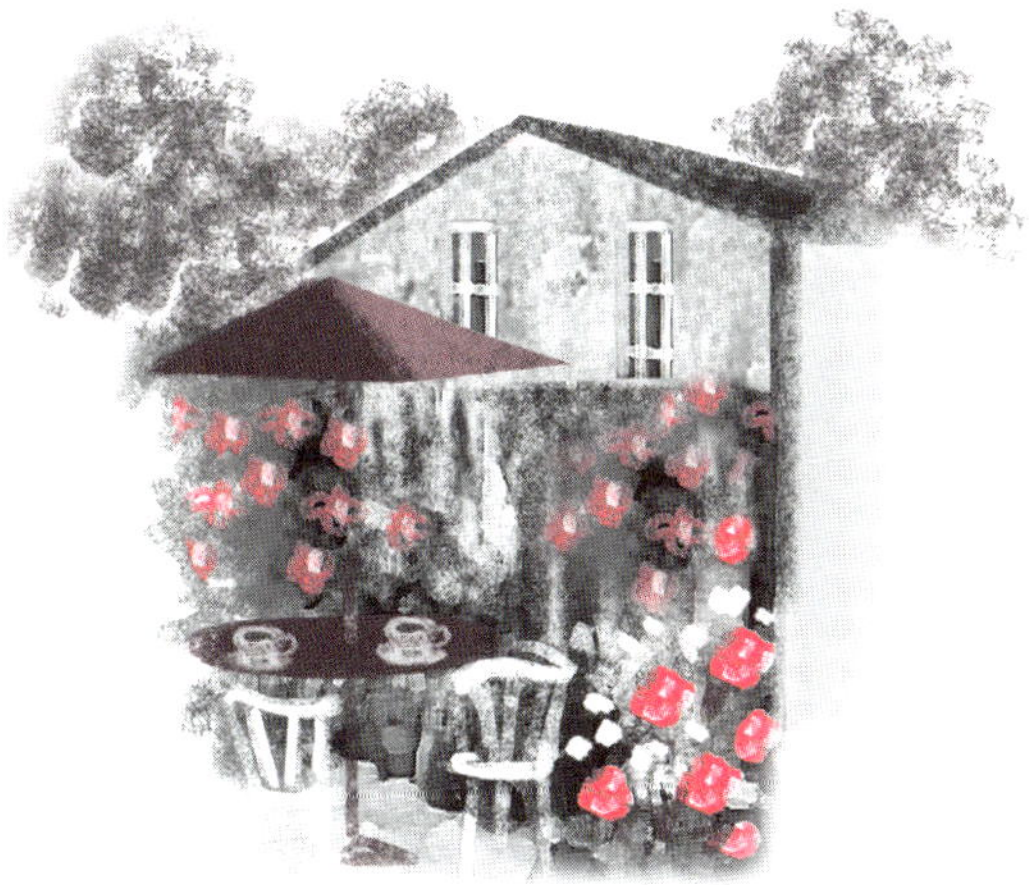

できごとに驚きましたが、こういうことって時々あるそうです。もういちど創口の処置をしていただき、退院が2日ほど延びました。

包括的がんセンターですから、入院患者さんはみんな「がん患者」です。子宮体がんの患者さんは比較的少なく、子宮頸がんの人が多かったように思います。そのなかで、抗がん剤治療をしなかったのは私だけでした。抗がん剤治療をやりたいわけではありませんが、不思議なもので「ひとりだけ」というのは妙に不安になるものです。医師に何度も確認しましたが、けして「軽いから」とか「初期だから」とは言いません。そんな言葉を期待している私がそこにいただけです。

いくら軽いとはいえ（自分でそう思っているだけですが）がんを患ったのですから、検診の結果を聞くときは緊張するものです。検診に行くたびに「異常ありません」の言葉に安堵する日々が1年くらい続きました。主人も毎回付き添ってくれましたが、1年を過ぎたころから1人で病院へ行くことにしました。そんな主人も昨年、舌がんの手術をしました。

私が順調に回復してきたころ、娘を亡くした悲しみから立ち直った妹の英子を、卵巣がんが襲ったのです。4人姉妹のうち3人が「がん患者」です。そして姪も…。親族のなかで、これだけ「がん患者」が発症するのは家族性のものがあるのかもしれません。

健康に気を使い自然体で生きる

病気をする前から、食生活には気を使い、食材なども添加物のない良いものを吟味して使用していましたから、退院後の食生活でもそれは欠かさずに、健康には留意しています。とくに最近では、病気になる前はあまり摂らなかったニンニクをよく食べるようになり、体に良いことを実感しています。

また、軽い運動も体の回復に良いそうなので、毎日40分程度のストレッチや柔軟体操をしっかり、といっても無理はしません。疲れているときは休みます。毎日積極的に働き、疲れたら休む。そうして自然体に生きていくことが必要なのではないでしょうか。

もともと活動的で明るい性格の私ですが、それでも「がん」とわかったときは落ち込み、体重が激減しました。術後は再発・転移に怯《おび》え、眠れない日もありました。

病気をする・しないにかかわらず、人間は長く生きていればだれでも眠れない日はあるでしょう。それを睡眠障害と大袈裟に考えるとよけい眠れなくなってしまいます。今日眠れなければ明日は眠れる。だから、おいしいものでも食べましょうか？　お友だちとお茶でもしましょうか？　などと考えていると自然にリラックスして眠くなってきます。

また、私は人とのコミュニケーションが大好きです。病院の担当医の先生も、私の話をよく聴いてくれますし、いろいろな話をしてくれます。多くの人たちとのコミュニケーションも病気からの回復の一助となっているような気がします。

「患者」になるのは病院に行ったときだけでいい

私は病気をしてから、ものごとを良い方向に考えるようになりました。

あのとき、「腹部CT検査をしましょうか」と言ってくれたから腹水が溜まっていることがわかりました。主治医の先生は、腹水が溜まっていたことから、がんを疑ってくれました。がんになったから生きかたを見つめなおすことができ、コミュニケーションのすばらしさや人の優しさをあらためて感じました。すべて、「がん」のおかげだと思います。病気に感謝しなければいけませんね。

こういう気持ちになれたのは、私以上に前向きな妹の英子のおかげです。英子の卵巣がんは私の子宮体がんより病状は深刻だったと思います。娘を乳がんで亡くしてもいます。でも彼女は落ち込みません。いいえ、落ち込んだ分だけ跳ね返すパワーを持っているのです。いまはアートフラワーや洋裁などの手作りを精力的にこなしています。また、ダンスもやっています。たいへんな思いをすればするほど強くなれるのだなと、私は感心するばかりです。

英子は月に1度通院していますが「そのときだけ患者になる。無理をしないようにというブレーキだと思うから。あとは普通に生きる」と言います。また、「私たち夫婦が元気でいられるのは、亡くなった娘が見守ってくれるから」と語りました。妹から学んだように、私も「病院に行くときだけ患者」をモットーに前向きに生きていきたいと思います。

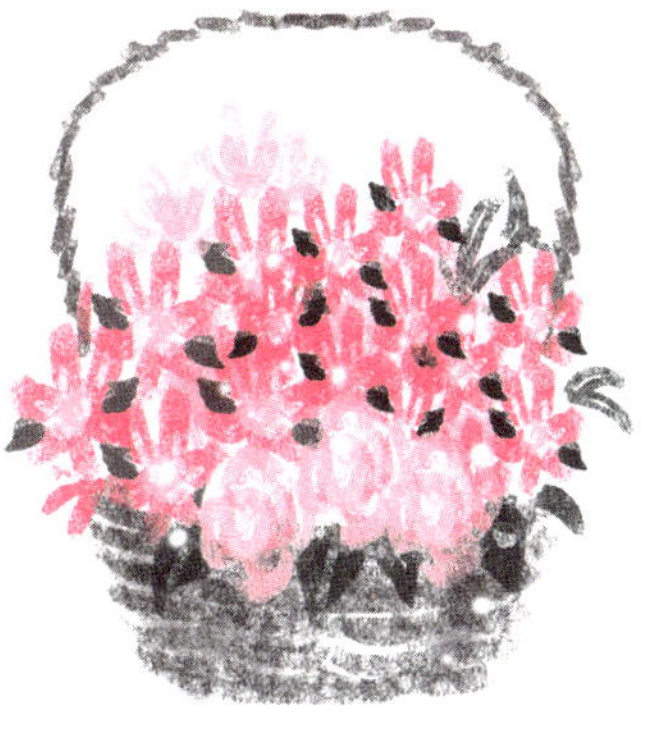

卵巣がん

患者会から、社会復帰をめざす勇気と元気をもらった

堀内章子さん（仮名）28歳

プロフィール
金融機関勤務。鹿児島県出身、会社の寮に住む。2011年、27歳で卵巣がん（Ⅱc期の漿液性腺がん）と診断される。2度の手術で、卵巣・子宮全摘、付属器・大網切除、骨盤～傍大動脈、リンパ節郭清。

「がん」が発症したのは超多忙な時期

私は卵巣がんの治療後に、それまで働いていた職場に復帰しました。現在は「リハビリ出社制度」を使い、出社しています。

福岡から東京に転勤になり、多忙な毎日が1年ほど過ぎたころのことです。疲れやすい、頻尿、腹部の膨満感、食欲はあるのに食べるとすぐに満腹になり少量しか食べられないからまた空腹になる…などの症状を感じるようになりました。仕事が忙しい、時間がない、ちょっと太っただけだろうと思い込み、病院にも行かず半年ほど過ぎましたが、改善されない症状に内科・泌尿器科を受診しました。

あとからわかったことですが、私が感じた異変と同じようなことを感じる卵巣がん患者さんは少なくないそうです。こんな症状が卵巣の病気であるということは周知されてなく、女性にはよくある症状のため病院に行くのをあとまわしにしがちのようです。子宮頸がんには検診がありますが、卵巣がんには検診が有効だとはいえず実施されていません。体調の異変には早めに受診することが重要です。

卵巣嚢腫《らんそうのうしゅ》の可能性ということで東京の大学病院を紹介され、入院治療のため1カ月の休暇をとりました。その当時は1カ月のつもりの休暇が2年近くにもなるなんて想像もできませんでした。

大学病院では右の卵巣と付属器を切除しましたが、病理の結果「悪

※1　橋本病《はしもとびょう》＝甲状腺における自己免疫疾患の一種

性腫瘍」と診断され、抗がん剤治療をはじめました。その後退院して鹿児島の実家で療養しながら東京の大学病院へ抗がん剤治療のために通院しました。いま思うと、よく1人でやれたなあと自分自身に感心しています。

その後、抗がん剤治療中ではありましたが2度目の手術を行い、術後の抗がん剤治療は体力的にも厳しいため鹿児島の病院で受けることにしました。

つらい後遺障害、心の支えは「きらら」

抗がん剤治療が終わったらすぐに職場復帰したいと思っていたのですが、思ったように体力がついていきませんでした。卵巣がんの治療によって現れた卵巣欠落症状、むくみ、しびれ、それ以外にも橋本病（※1）、耳管開放症（※2）などを発症し、疲れているのに眠れないなどの精神症状に悩まされ、体だけでなく心まで疲れきっていました。

そんなときに出会ったのが、鹿児島に拠点を置く「若年性がん患者会きらら」です。35歳までにがんになった人と小児がんの人が対象で1カ月に1度のおしゃべり会やインターネットのSNSを通じての交流がおもな活動です。お互いの経験などを聞きあい、就職の不安、仕事の悩み、恋愛の悩みなどを共有しています。

治療の副作用や後遺障害に悩まされた「病気の先輩」が今は元気になっている姿を見たとき「私だけじゃないんだ!!　私もきっと乗り越えられる！」と思いました。つらい症状をなんとか乗り越えられたのも「きらら」での交流があったから、と改めて患者会の存在をありがたく思いました。

卵巣がん体験者の会「スマイリー」は勇気の源

鹿児島から東京に戻り、入会した患者会が「卵巣がん体験者の会スマイリー」です。スマイリーの名称どおり前向きに「がん」と向き合う人たちが集まっています。インターネットのやりとりが可能なので、基本的に日本語での交流ができれば、海外在住の方でもOKです。また東京、大阪、名古屋地区

※2　耳管開放症《じかんかいほうしょう》＝通常は閉鎖されたている耳管が開放されたままになり、さまざまな症状が出る疾患

では会員どうしが直接会えるおしゃべり会も開催しています。卵巣がんを診療している医師を招いての勉強会や、私よりも年上の50～60代の会員さんとの交流もいろいろと勉強になります。

　また、スマイリーの活動で特筆したいことに「ドラッグラグ問題」に取り組んでいることがあります。海外では承認されているのに日本では承認されていない抗がん剤を国内でも使えるようにと、署名活動を行い抗がん剤の承認を求めています。そんな先輩たちを見ていると勇気が湧いてきます。また、抗がん剤が承認されるまでには治験や臨床試験が必要です。多くの卵巣がん患者さんたちが協力してきた臨床試験のおかげで承認された薬があることを、読者のみなさんにも知ってもらいたいと思っています。

がんに立ち向かうには「知識」が武器

　こうした患者会のみなさんと知り合えてよかったと思えることは「知識」の大切さを知ったことです。最初に治療を受けたとき、私は病気について無知でした。身内に乳がんに罹《かか》った者がいるにもかかわらず、がんについても治療についても知識がなく、ただ医師に言われたとおりに手術を受け、抗がん剤治療をしました。その治療自体は、標準治療で間違いではありませんが、自分の体なのに、自分できちんと判断できなかったことが悔しかったです。

　卵巣がんの患者さんの多くは、がんが進行した状態で発見されるため再発率は高く、私にとってもそのことは人ごとではありません。ただ、私のタイプは抗がん剤の効果が期待できることや、近年では再発時の抗がん剤がいくつか承認され治療の選択肢が広がっているということから、次の治療が必要になった場合のために自分で判断できるだけの知識を身につけ、治療に生かしたいと思っています。

働き続けることが、のちの患者さんの励みになれば

　抗がん剤治療が終わり、なかなか体力が戻らないとき、「仕事を辞めなければならないかも…」と思

いましたが、もしも再発したときの治療費や月々の生活費のことを考え、仕事に復帰することに決めました。体力的な不安があったため、会社の産業医と相談して「リハビリ出社制度」を利用することにしました。この制度は、うつ病などメンタルな病気で出社できなくなった人のためのもので、出社時間を短時間から始めて、少しずつ出社時間を長くして職場環境に慣れるというものです。私の病気はメンタルなものではありませんが、職場と相談のうえ同じ制度を利用しています。ただ、この制度は会社独自のものであり出社中は休暇扱いなので、無給です。現在、私の生活費は健康保険組合から支給される傷病手当金で賄っています。

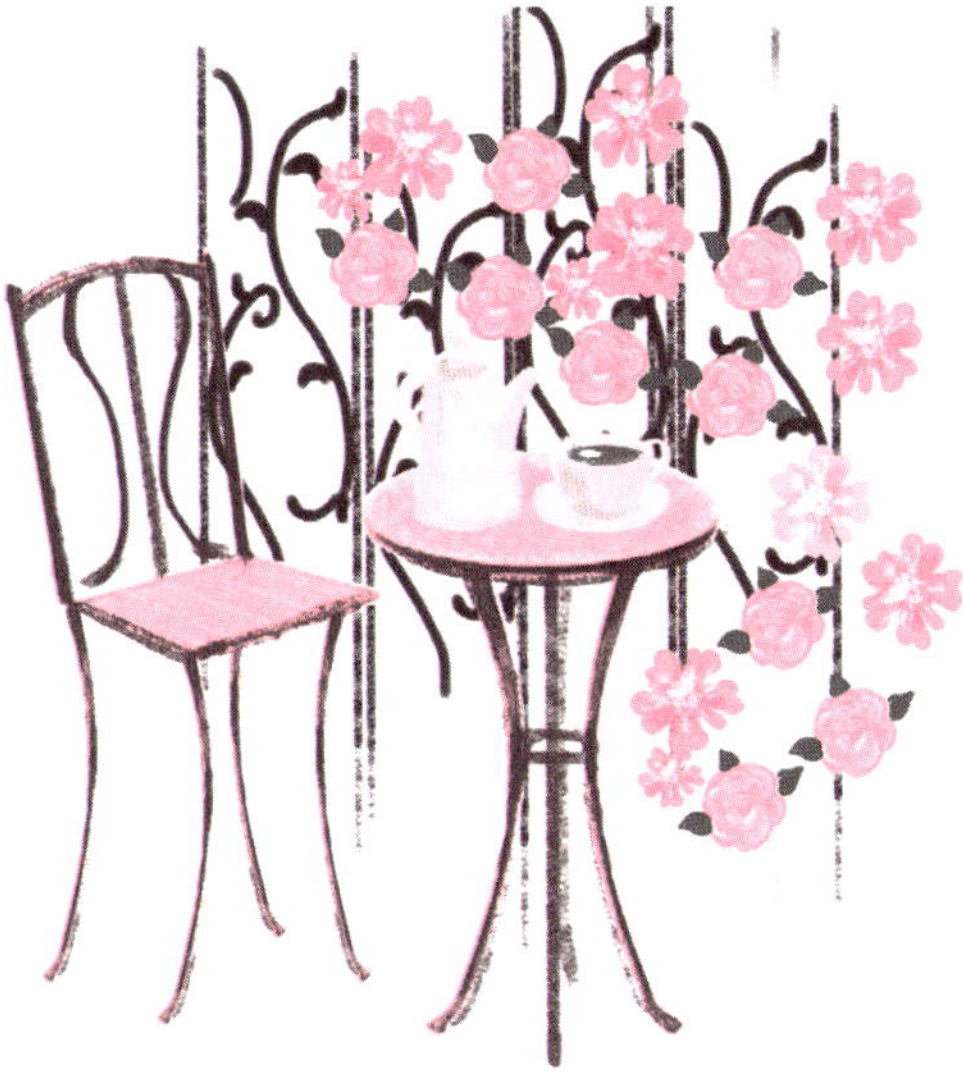

最近やっと10時~17時出社になり、復職までもう少しというところまできました。職場の同期生が、責任のある仕事を任されるのをみると「私も病気にならなかったら、今ごろは…」と思ったことがあります。でも、復帰を急ぎ体力がついていかず退職に追い込まれてしまっては、元も子もなくなるので、焦らずに体に無理のない範囲で働きたいと思っています。

「がんに罹っても、こうして仕事に復帰しています」ということが、のちの患者さんに勇気を与えられたらいいなと思っています。

3人の取材を終えて

本書の監修者・藤原恵一先生のご紹介で、婦人科がんを罹患された3人の女性を取材しました。子宮頸がんの中山潤子（仮名）さん、子宮体がんの阿部紀美子（仮名）さん、卵巣がんの堀内章子（仮名）さんです。

かつて「がんを本人に告知しますか？」と、家族に問う時代がありました。それから数十年たち、がんに罹った患者さんは医師から直接、病状の説明を受け、治療法を納得したうえでがんと闘い、病気とつき合っていくことが普通になってきました。そこで、自分で「考える」「決める」「行動する」ことはとても大切になってきます。もはや受け身ではいられません。

3人の方からお話をうかがってみると、それぞれ「術後の生活」について自分で考え、決め、行動していることが伝わってきました。

活発で「動」のイメージの中山さんは、がん患者のためのエクササイズを広めたいという夢があり、とても輝いています。

お話が楽しい阿部さんは、人と人とを結びつける「明るさ」の持ち主で、いつまでも話を聴いていたいという気持ちにさせてくれる方でした。

そして「理知的」な印象の堀内さんには、限りなく向上したいというひたむきな思いに圧倒され、穏やかな人柄のなかに熱いものを感じました。

どなたも「がんの告知」を受けて動揺し、1度は絶望的な気分に襲われ、そこから徐々に回復の道をたどり現在に至っています。

克服のしかたはそれぞれですが、3人に共通することは「前向きに生きている」ということです。

病気をしてつらい思いをした分だけ強くなり、やさしくなり、生きかたを見つめなおす機会を得て、「前向きに生きる」という結論に到達した方々でした。最後に「がんのおかげで、人のために何かしてあげたいという気持ちが強くなった」という阿部さんの言葉を思い出しながら、貴重な取材をさせていただいたみなさんにお礼を申し上げます。

（編集部）

第6章

日常生活を楽しく充実させる

体調

日常生活で気をつけたいこと

退院後約1カ月は腹圧がかかる動作を避ける

退院後1カ月程度は、重い荷物の上げ下ろしや背伸びをして行う作業など、腹圧がかかるような動作を避けましょう。

腹圧によって、腹壁ヘルニアを起こしたり、リンパ浮腫を悪化させることがあります。

腹壁ヘルニアは、手術で縫い合わせた左右の腹筋が開いて、腸が飛び出す状態のことで、たいてい横になっておなかの上から腸をなでれば元に戻ります。予防のためには、退院後1カ月は腹帯やガードル、ボディスーツなどで腹筋を抑えるとよいでしょう。ただし、リンパ節を切除した場合は、リンパの流れを阻害しないよう、腹帯を使用しましょう。

職場復帰後約3カ月は作業内容や通勤時間を調整

職場復帰後、電車やバスなどで移動する際は、座れる時間帯に利用しましょう。立っていると、揺れたときに踏ん張るため、腹筋に力が入ってしまいます。復帰後約3カ月は、通勤時間や腹圧がかかるような作業を調整してもらうなど、職場と相談してみましょう。

ここが大事!!

●ヘルニアによる腸閉塞

腹壁ヘルニアは、多くの場合、おなかの力を抜くことで自然に元に戻ります。しかし、ヘルニアの穴が小さいと、腸が締め付けられて血行が悪くなり、腸閉塞を起こすことがあります。

この場合、緊急手術により血行が悪くなった部分を切除したうえで、修復手術を行います。また、手術を行っても、再発する場合もあります。

急な激しい腹痛や吐き気、嘔吐などの症状が現れたときは、すぐに受診しましょう。

■腹圧がかかる動作に注意!!■

布団の上げ下ろし

重いものを持ち上げるときや下ろすときに腹筋に力がかかる

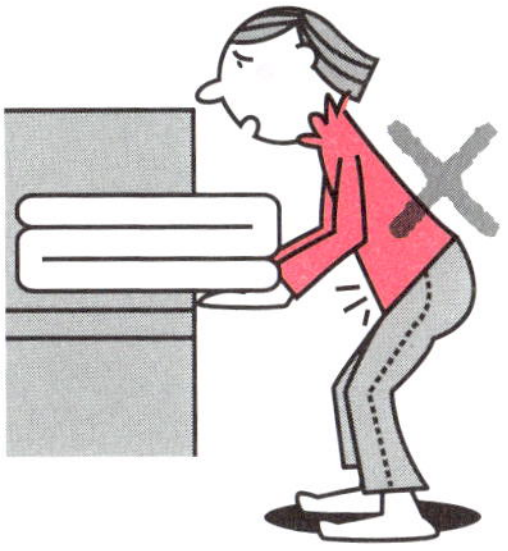

買物での重い荷物

重い荷物を持って歩くのは、リンパ浮腫の悪化につながる

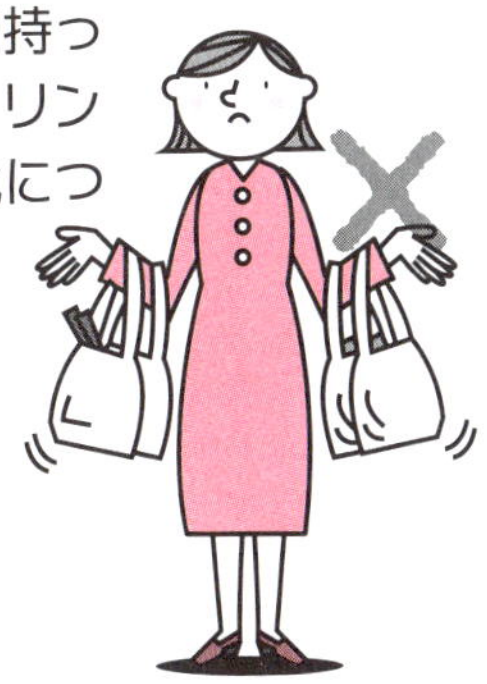

高いところに洗濯物を干す

背伸びをするときに腹筋を使う

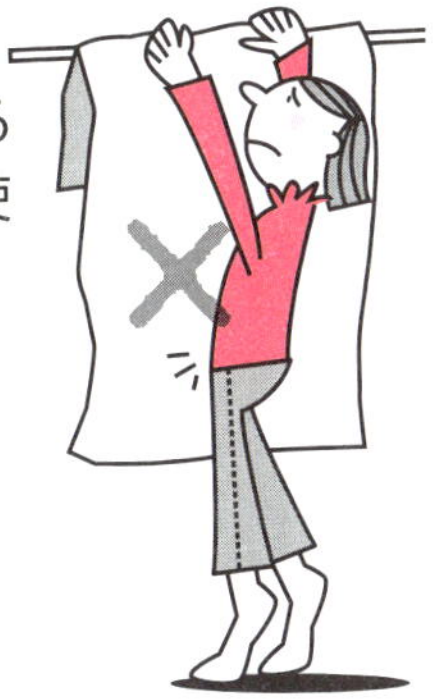

浴室の清掃

前のめりで行う作業も腹筋に力が入る

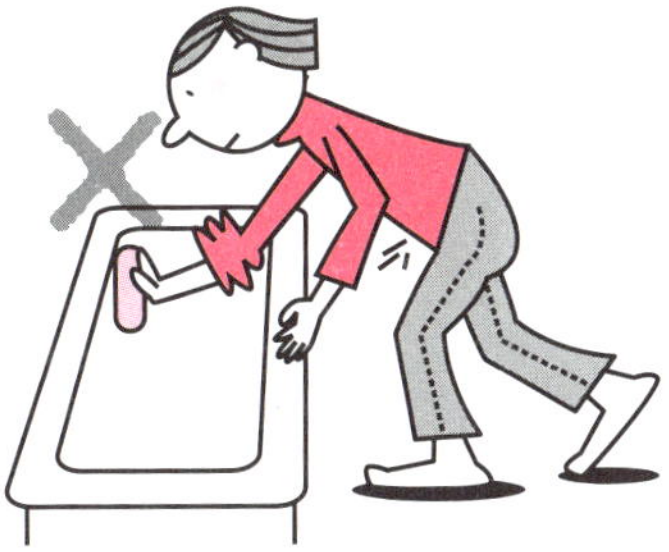

中腰でものを取る

中腰の状態も腹筋を使う

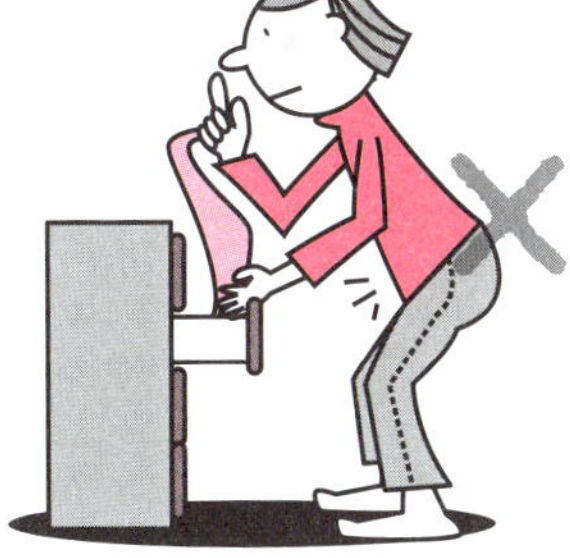

電車やバスで立っている

揺れたときに踏ん張って腹筋を使ってしまう

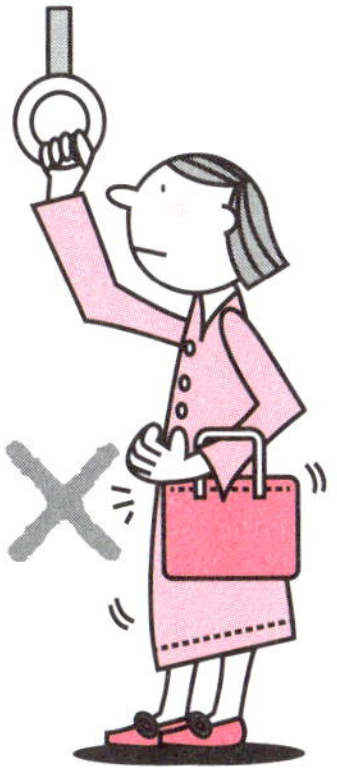

体調

睡眠は心と体を休める大事なもの

睡眠には自律神経の働きを整える役割がある

人の体は自律神経がバランスよく働くことで体調が整えられます。交感神経が優位なときは緊張感が高まり、活動力が増大します。そして、副交感神経が優位になると、リラックスし、心も体も休息の状態になります。

睡眠には、この自律神経の働きを整える大切な役割があります。十分な睡眠をとることで、副交感神経が優位になり、筋肉の弛緩、心拍数の減少、血圧の低下など、心身がリラックスした状態になります。また、白血球の中のリンパ球が増えることで、免疫力もアップします。

心身をリラックスさせて良質な睡眠を得る

良質な睡眠を得るには、副交感神経が優位になるような工夫が必要です。

寝る前にテレビやパソコンの液晶画面から発せられる強い光を浴びたり、食事をして腸を働かせていると、交感神経が優位のままになってしまいます。

軽いストレッチやマッサージなどで体の緊張感をほぐしたり、アロマオイルを焚くなどして、心身がリラックスしやすい環境をつくりましょう。

ここが大事!!

●疲労回復に役立つ成長ホルモン

損傷した体の組織を修復したり、代謝をコントロールしたり、疲労回復や体調の維持に役立つのが、成長ホルモンです。

成長ホルモンは、22時～深夜2時に多量に分泌され、特に、寝入り端のノンレム睡眠時に集中して分泌されます。最初のノンレム睡眠は入眠から1～2時間後になるため、この時間帯の睡眠はとても重要です。夜ふかしをせず、いつも決まった時間に就寝するように努めましょう。

良質な睡眠が大切な理由

副交感神経が優位になる → 心身がリラックスした状態になる
- ・筋肉がゆるむ
- ・心拍数が減少する
- ・血圧が低下する

リンパ球が増え、免疫力がアップする

成長ホルモンが多量に分泌される → 疲労回復、体調維持に役立つ

良質な睡眠を得るための工夫

就寝前にテレビやパソコンを見ない

食事は就寝2時間前に済ませる

早寝早起きを心がける

ぬるめのお湯に入浴する

昼間、適度に体を動かす

光や音を遮断する

軽いストレッチやマッサージで緊張をほぐす

アロマオイルなどを焚いて、リラックスする

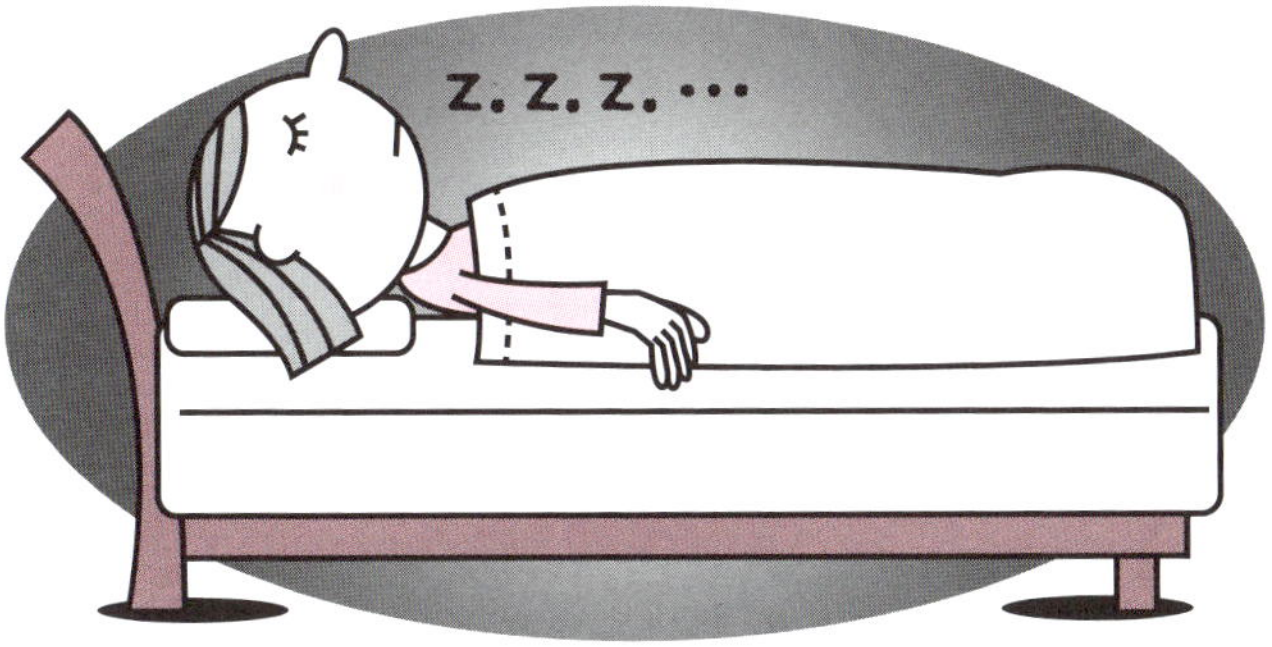

体調

運動を習慣化して体と心のバランスをとる

日常的な動作を規則正しく毎日行うことから始める

退院後は、無理のないペースで体を動かしましょう。

まずは、朝起きたら着替え、顔を洗い、朝食をとり、体に負担がかからない程度の家事をするなど、日常的な動作から始めるとよいでしょう。

大切なことは、毎日規則正しく、継続して行うことです。これにより、自律神経のバランスが整えられて、良質な睡眠の確保や排便のコントロールなど体調の維持に役立つだけでなく、心も前向きになります。

深呼吸や軽いストレッチにも心身をリラックスさせる効果があるので、朝起きたときや夜寝る前など、意識して行うとよいでしょう。

ウォーキングや水泳で体力回復とリンパ浮腫予防

体力回復のための運動は、退院後の受診時に医師に相談してから始めましょう。

散歩などの軽いものから始めて、ウォーキングや水泳など、体力の回復に合わせて少しずつ運動量を増やすのがポイントです。また、体調が悪いときは無理をしないで休みましょう。

ここが大事!!

●適度な運動でリフレッシュ

心身に強いストレスを感じると、自律神経が乱れ、不眠や食欲不振、便秘、下痢などの症状が現れたり、免疫力が低下します。がん患者さんは、告知を受けたときから、常に強いストレスにさらされているので、できるだけリラックスすることが大切です。

適度な運動は、体力の回復に役立つだけでなく、気分をリフレッシュさせてくれます。少しもの足りない程度の軽い運動を、毎日楽しみながら続けましょう。

体力の回復に合わせた運動が大切!!

①簡単な家事

退院直後は無理をせず、日常的な動作を毎日規則正しく行う。しゃがんだり背伸びをして行う動作は避ける

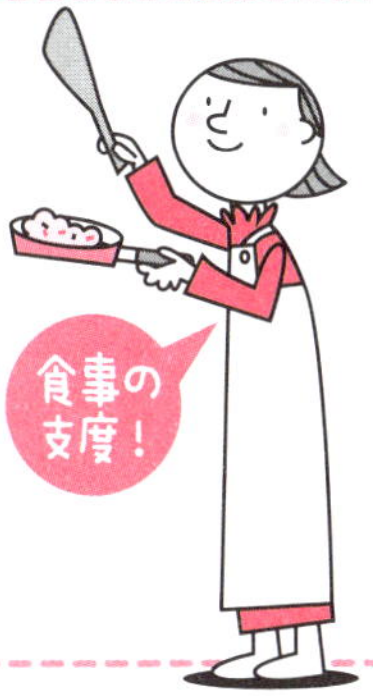

②散歩

体力に少し自信がついたら、近所を散歩してみる。だれかに付き添ってもらい、水分補給や感染予防をしっかりと行う。日焼けや虫さされに注意

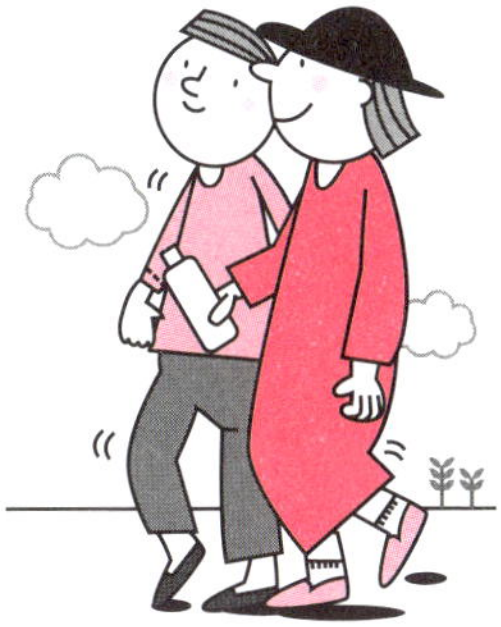

③運動療法で体力回復をはかる

ウォーキング

体への負担が少なく、足の筋肉を使うことで、リンパ液の流れを促進する

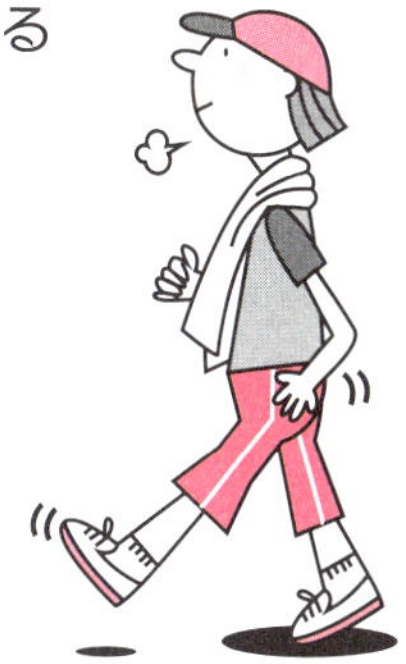

水泳

水の浮力により、足への負担が少ない。水圧によって適度な圧力が加わり、リンパ浮腫の予防に役立つ

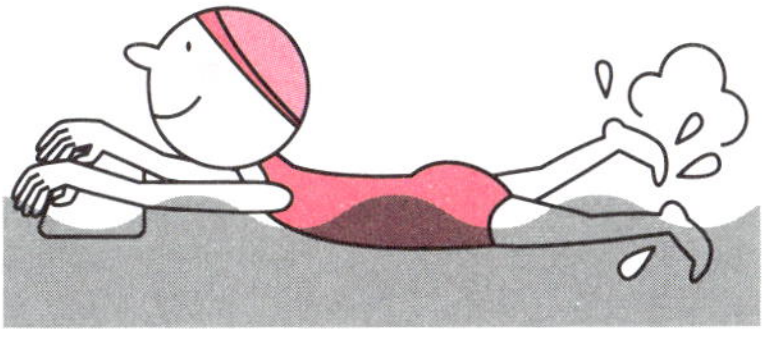

体調

入浴タイムで気をつけたいこと

体力が回復するまでは熱いお湯と長湯を避ける

入浴は、手術後2~3週間をめやすに、医師の許可を得てから開始しましょう。入浴剤を使用しても問題ありません。

入浴は体力を消耗するため、はじめのうちは長湯をせず、徐々に元に戻していきます。湯温が高いと疲労を増幅させてしまうので、ぬるめのお湯に設定することも大切です。

リンパ節を切除した患者さんは、リンパ浮腫の予防と対策も必要です。水圧と温熱がリンパの流れを良くしますが、長湯で疲れると逆効果。疲れすぎない入浴とリラックスがポイント。リンパドレナージは入浴後が効果的です。

創口は、石けんを泡立ててやさしく洗う

おなかの創は、スポンジなどでこすると出血することがあるので、石けんを泡立てて、手でなでるように洗いましょう。創が痛むときや、ケロイド防止のテープがついているときは、石けんを使わず、お湯で流すだけにします。

体調が悪くて入浴できないときは、下半身だけでも1日1回はシャワーを使用して清潔に保ちましょう。

ここが大事!!

●創口や外陰部は清潔に保つ

感染予防のため、入浴は術後の経過を見る必要がありますが、シャワーは、基本的に抜糸の翌日から行うことができます。おなかの創や外陰部は、清潔に保つことを心がけましょう。膣の中の創は、とくに気にしなくてもよいでしょう。入浴によってお湯が入ることはなく、洗ったりビデを使用する必要もありません。

また、温泉や銭湯などの共同浴場は、感染予防のため入浴許可が出てもしばらくは避けましょう。

■入浴時に気をつけたいポイント■

入浴はリンパ浮腫に効果的

・リンパ浮腫に入浴は効果的、ただし疲れない程度に
・入浴後のリンパドレナージは効果的

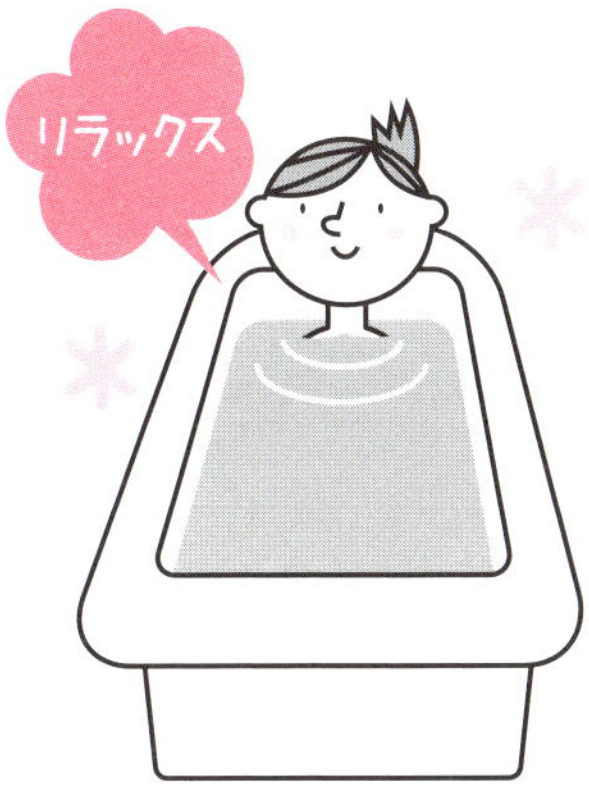

入浴やシャワーは毎日行う

・おなかの創や外陰部を清潔にする
・入浴できないときは下半身だけでもシャワーで洗い流す

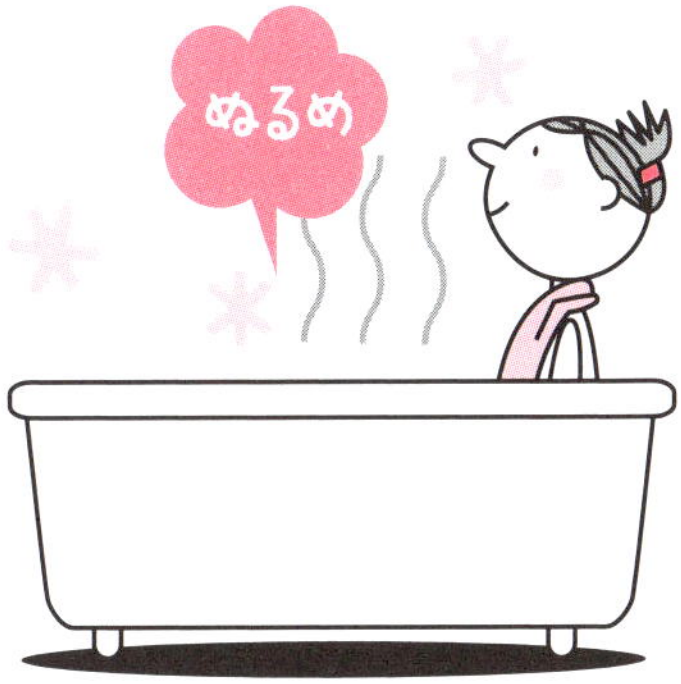

創口はやさしく洗う

・スポンジなどでこすらない
・石けんを泡立て、手でなでるように洗う
・創が痛むときや、ケロイド防止のテープがついているときは、お湯で洗い流すだけにする

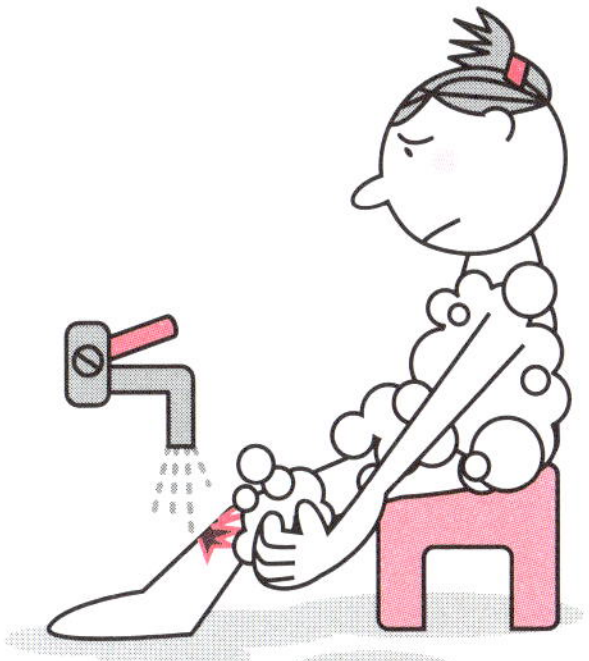

体力に合わせて入浴する

・体力が回復するまでは長湯しない
・お湯の温度はぬるめにする

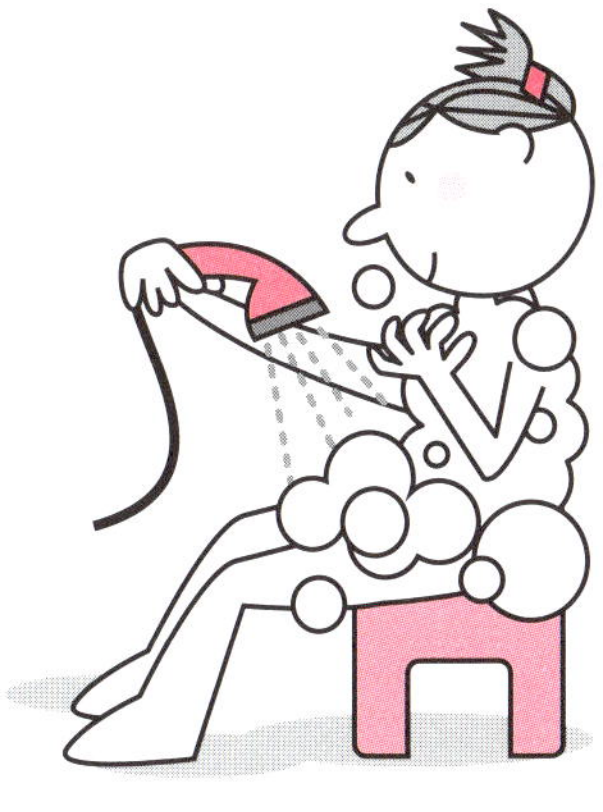

体調

旅行や趣味を充実させてストレス解消

没頭しすぎない程度に趣味を楽しむ

ストレス解消は、精神状態が安定するだけでなく、体調を整え、免疫力を高める効果があります。

どのようなときに気分が晴れるかをあらためて考え、意識して日々のストレスを発散しましょう。

体力が回復するまでは、親しい友人とおしゃべりしたり、テレビを見て笑ったり、歌を歌ったりするなど、体を動かさずに楽しめることがよいでしょう。ただし、体を動かさない趣味でも、没頭してやり過ぎると気づかないうちに疲れがたまってしまうことがあるので注意が必要です。

長時間移動する旅行ではリンパ浮腫などに注意

旅行は、自分の体力に自信がついてから、日帰りや1泊程度の近場で試してみましょう。リンパ節を切除した患者さんや静脈血栓がある患者さんの場合、長時間同じ姿勢でいるとリンパ浮腫やエコノミークラス症候群（下の「ここが大事」参照）になりやすいため、自家用車での移動の際は、こまめに休憩して体を動かしましょう。飛行機で移動する場合は医師に相談しましょう。

ここが大事!!

●エコノミークラス症候群とは？

エコノミークラス症候群とは、飛行機など、長時間同じ姿勢で座ったりしているときに起こりやすい症状で、下肢が圧迫されてうっ血状態となり、血栓が生じることにより発症します。予防策としてはできるだけ足を伸ばせる席を確保するとよいでしょう。機内では、足首を回したり通路を歩くなど、エコノミー症候群の予防に努めましょう。適度な水分補給も予防効果があります。

■意識して日々のストレスを解消する!!■

体力が回復するまでは…

- 親しい友人とおしゃべりする
- テレビを見て笑う
- 歌を歌う
- 料理や編み物などをする
- ペットとふれあう
- 家庭菜園を楽しむ
- 簡単な習い事を始めてみる

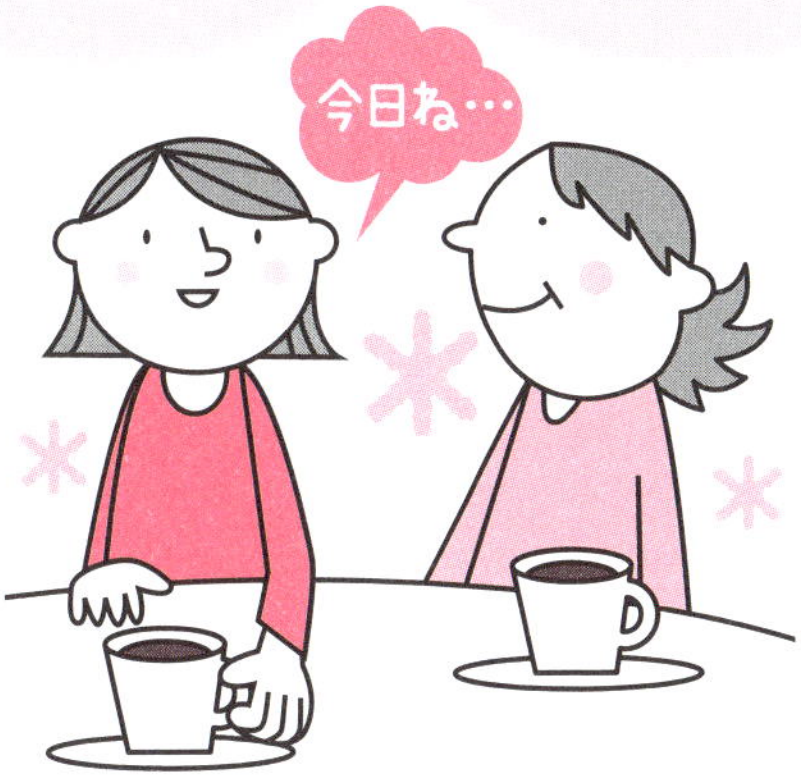

体力に自信がついたら…

- 買物を楽しむ
- 軽いスポーツをする
- 旅行に行く
- ドライブをする
- キャンプに行く

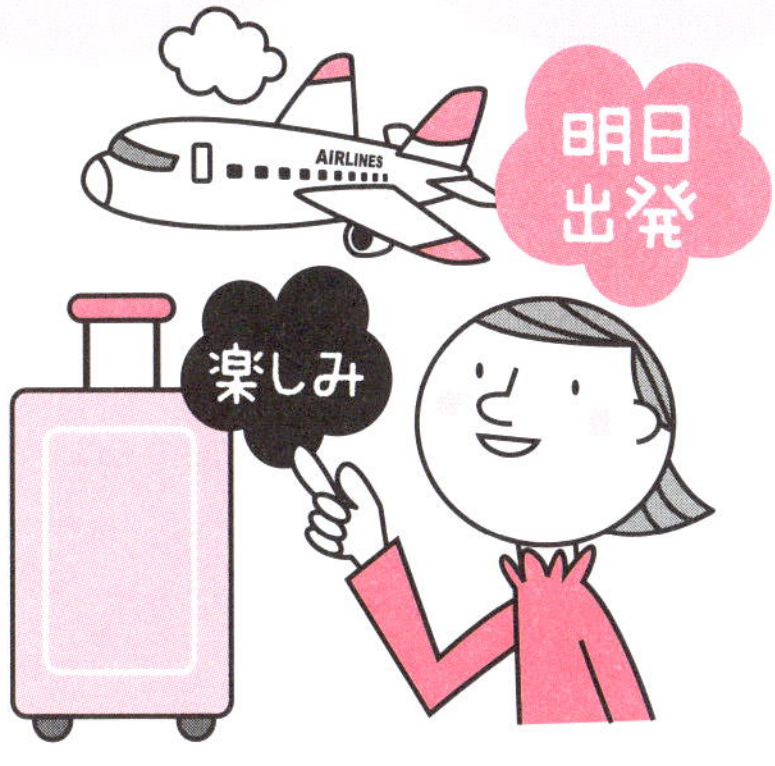

食事療法

バランスのとれた食生活を心がける

必要な栄養素を適量ずつ摂取することが効果的

がんになったからといって、食べてはいけない食物はありません。むしろ、一般的に「体によい」といわれている食品でも、そればかり食べてしまうことのほうが問題です。

エネルギー、たんぱく質、ビタミン、ミネラルなどを、バランスよく食事として摂取しましょう。それぞれを適量ずつ組み合わせてとることが、栄養素の効果を最大限に取り入れることになります。

また、術後は免疫力が低下して感染症にかかりやすくなってるため、新鮮な食品を選びましょう。調理後すぐに食べないときは、保存の方法に留意し、再加熱して食べましょう。

消化のよいものを時間をかけて食べる

手術によって腸の働きが低下すると、腸閉塞を起こすことがあるので、術後3カ月程度は、消化しにくいものや食物繊維が多く含まれるものは控えたほうがよいでしょう。また、食べすぎも腸のためによくありません。

よく噛み、時間をかけてゆっくり食べる習慣を身につけましょう。

ここが大事!!

●ビタミンKとワーファリン

血栓予防のためにワーファリンが処方されている場合は、ビタミンKを多く含む食品を避けましょう。

ビタミンKは、血液の凝固作用を活性化させる働きがあるため、ワーファリンの効果を弱めてしまいます。ビタミンKが多く含まれる食品には、納豆、青汁、クロレラなどがあります。緑黄色野菜のなかにもやや多く含まれる食品はありますが、ワーファリンの効果を弱めないように、少量の摂取にとどめておきましょう。

■療養中の食事のポイント■

主食、主菜、副菜を中心にバランスよく食べる

主食	主菜	副菜
米、パン、麺類　など	魚、肉、卵、豆類、乳製品　など	野菜、海藻、果物　など
エネルギー	**たんぱく質**	**ビタミン、ミネラル**
〈ポイント〉 毎食、穀類の糖質から、エネルギーを摂取する	〈ポイント〉 食品や調理法が偏らないように留意する	〈ポイント〉 細かく切ったり、消化によい調理法を工夫

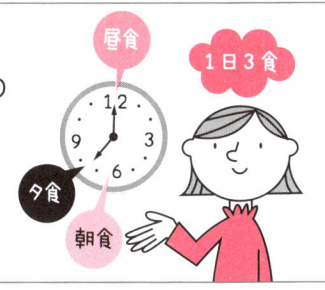

1日3食、きちんと食べる

・食べられないときは少量ずつでもよいので、1日3回食事をする
・毎食食べられるように、調子がよくても1度に食べ過ぎない

よく噛み、時間をかけてゆっくり食べる

・消化吸収をよくするためにも、早食いしない
・よく噛むと満腹中枢が働き、食べすぎを防止できる

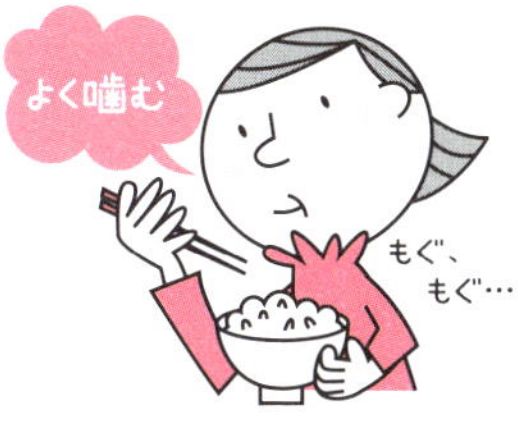

食品衛生に留意する

・免疫力が低下しているので、新鮮な食品を調理後すぐに食べないときは、冷蔵や冷凍などして、菌を繁殖させない
・保存した料理は、再加熱して食べる
・抗がん剤治療中は、生ものを控える

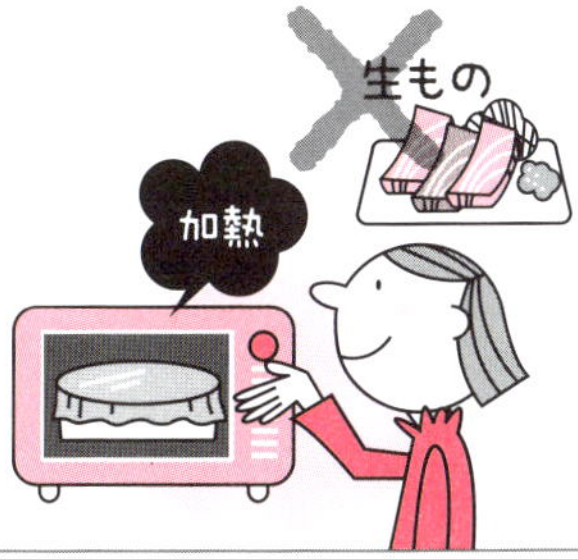

食事療法

リンパ浮腫予防のためにも肥満には用心

体脂肪が増加するとリンパ管が圧迫される

一般的に、術後は体重が減少しますが、療養生活に慣れるにつれて体重も元に戻ってきます。

しかし、食欲が戻っても、運動量が減少しているので、気づかないうちに体重が増加し、体脂肪量が適正値を超えてしまうことがあります。

体脂肪が増えると、リンパ管が圧迫され、リンパの流れを悪くするため、リンパ浮腫を悪化させてしまいます。

リンパ浮腫予防のためにも、体重増加には注意が必要です。

適正体重から食事量を算出する

療養中は、適切な食事療法、運動療法を行い、肥満防止に努めましょう。

そのためには、まず、自分の適正体重を知ることです。

適正体重は、身長の2乗に体格指数（BMI）の標準値22をかけた数値で表されます。肥満のめやすは体格指数25以上とされているので、その範囲の体重を維持するとよいでしょう。

そして、適正体重に必要なエネルギー量とたんぱく質量をめやすに食事をとるようにしましょう。

ここが大事!!

●間食はじょうずに利用する

1日に必要なエネルギー量の半分は穀類から摂取することが理想的です。そのためにも、3食の主食でしっかり穀類を摂取したほうがよいのですが、術後で食欲がないときは、間食で補いましょう。

ビスケットや飴、チョコレートなどはエネルギー量が高く、手軽に摂取することができます。また、はちみつやジャムなどを紅茶に入れてもよいでしょう。食欲が戻ってきたら、肥満予防のために間食は控えることが大切です。

■ 適正体重の求め方 ■

$$\text{BMI} = 体重(kg) \div 身長(m) \div 身長(m)$$

BMI　～18.5　　22　　25～

適正体重

低体重　　標準体重　　肥満

（日本肥満学会　策定）

■ 1日に必要な摂取量のめやす ■（適正体重50kgの人）

エネルギー量（kcal）＝適正体重（50kg）×25～30＝1250～1500（kcal）

食品100ｇあたりのエネルギー量（単位：kcal）

白米のごはん	食パン	うどん	そば	中華麺
168	264	105	132	149

たんぱく質量（ｇ）＝適正体重（50kg）×1.0～1.5＝50～75（ｇ）

食品100ｇあたりのたんぱく質量（単位：ｇ）

マグロの赤身	鶏ささみ	納豆	ゆで卵	ヨーグルト
26.4	23.0	16.5	12.9	3.6

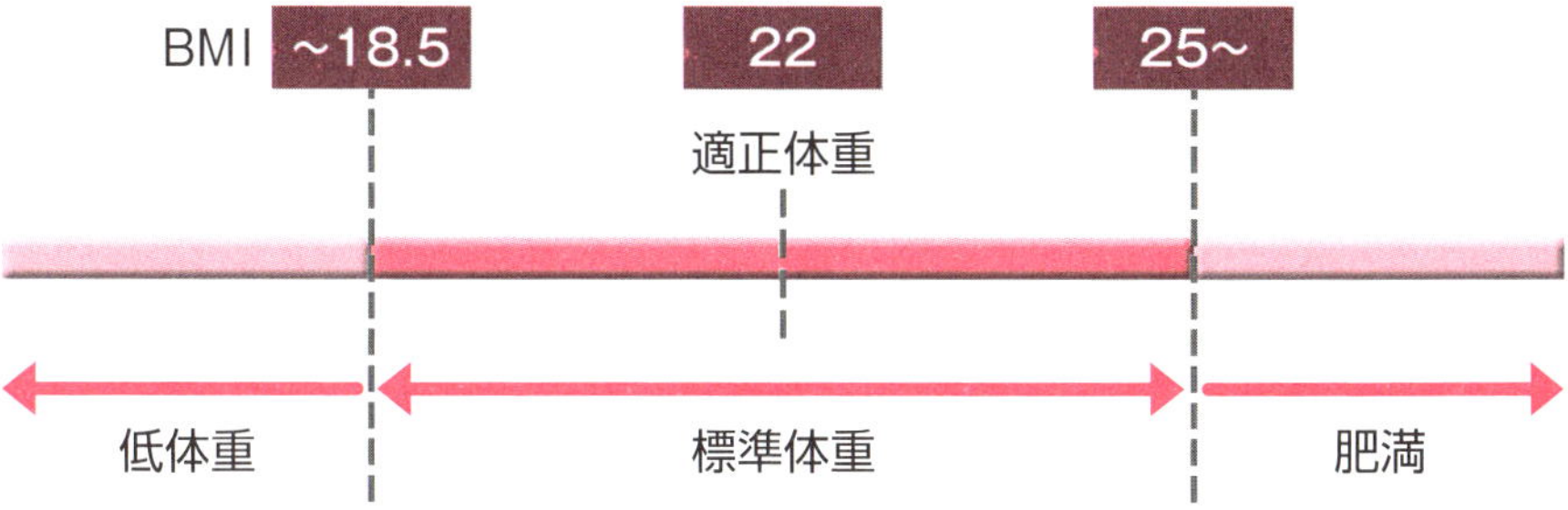

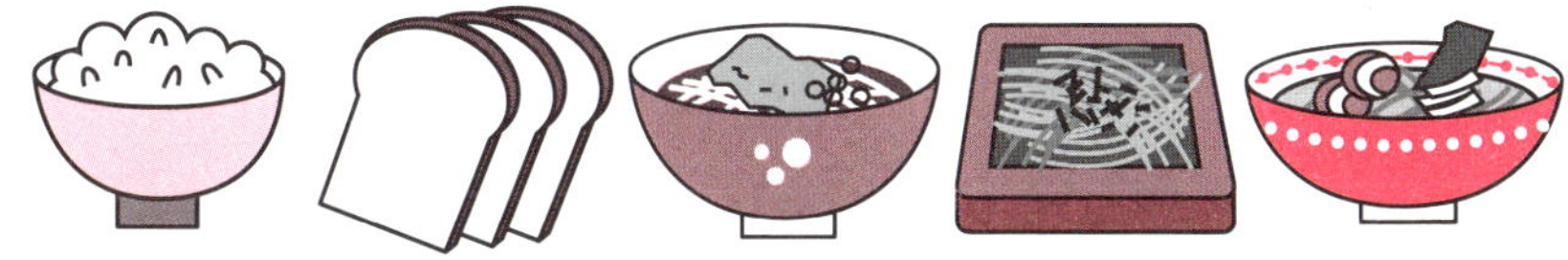

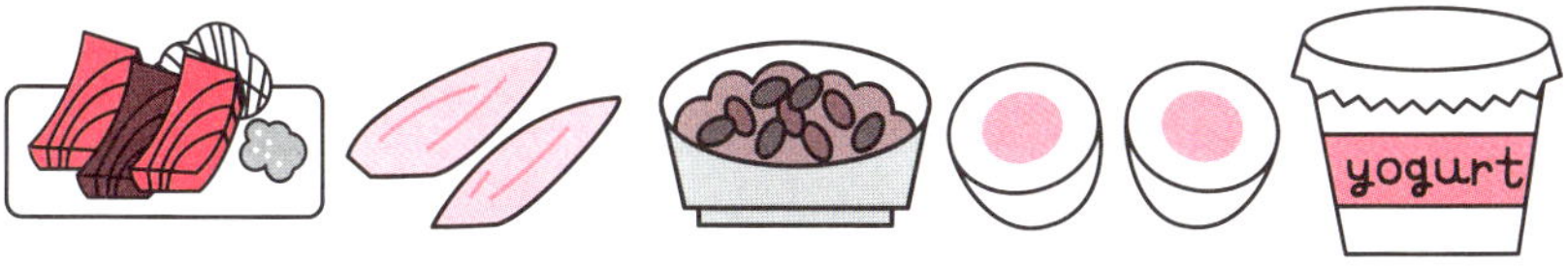

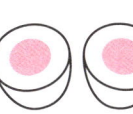

食事療法

おいしく楽しく食べるのがポイント

楽しい食事は消化吸収によい

療養中の食事は、患者さん自身が行う大切な治療の1つですが、あまり神経質になり過ぎるのもよくありません。

無理をしてでも食べなければと思い込むと、食事自体がつらくなり、消化吸収が悪くなります。気の合う人たちとリラックスして食べられるよう、楽しい環境づくりを心がけましょう。

調理法を工夫したり、彩りに気を配ったり、テーブルセッティングを工夫してみたりすると、楽しい食事を演出することができます。たまには、外食で気分を変えてみるのもよいでしょう。

食べるのがつらいときは食べられるものから食べる

手術後には、食欲不振や味覚異常、吐き気や嘔吐などの症状が治まらないときもあります。そのようなときは、食べられるものから食べるとよいでしょう。食べたいと思ったときにすぐに食べられるよう常備しておき、少量だけ皿に盛って、食べきったことに達成感を感じるようにします。

それでも食べられない場合は、医師や栄養士に相談しましょう。

ここが大事!!

●適量のアルコールならOK

アルコールは、気分を楽しくしてくれるのに役立ちます。ビールなら1日に中ビン1本、ワインならグラス1杯半程度であれば差し支えありません。ただし、適量を守れない人は、禁酒したほうがよいでしょう。また、適量を守っていても、週に2日は飲まない日をつくりましょう。

同じ嗜好品でも、タバコは一切やめましょう。タバコには発がん性物質を含む多くの有害物質が含まれていて、治療の妨げになります。

楽しく食事するための工夫

家族や気の合う仲間と
会話を楽しみながら食事する

好きな音楽をかけたり
花を飾ったりして、
明るい雰囲気をつくる

調理法を変えてみたり
彩りよく食材を使って
料理をおいしそうに見せる

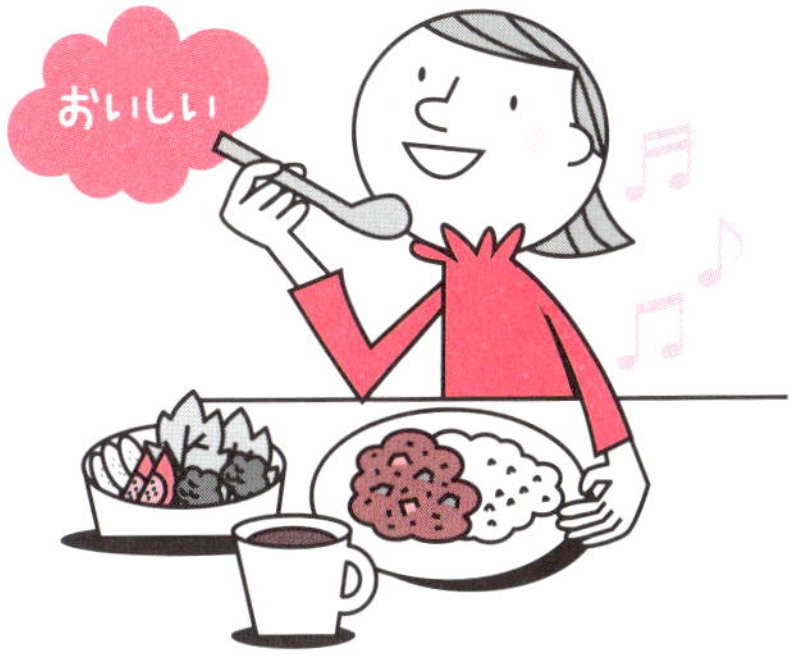

たまには外食して
気分を変える

食べるのがつらいときは調理を工夫する!!

吐き気や嘔吐があるとき	味覚異常があるとき	飲み込みにくいとき
・においや刺激の少ない食物を選ぶ ・水分の多い果物や野菜を食べる ・ゼリーやシャーベットにして食べる	・しょう油や塩味を苦く感じるときは、それらの量を減らして、ゆずやごまなどの香りを足してみる ・甘味が過剰に感じられるときは、酢やレモンなどの酸味を加えてみる	・やわらかく、よく煮る ・水分が多いものはとろみをつける ・固形のものはペースト状にする

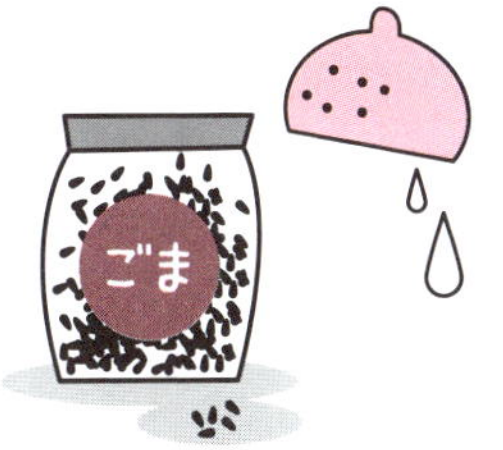

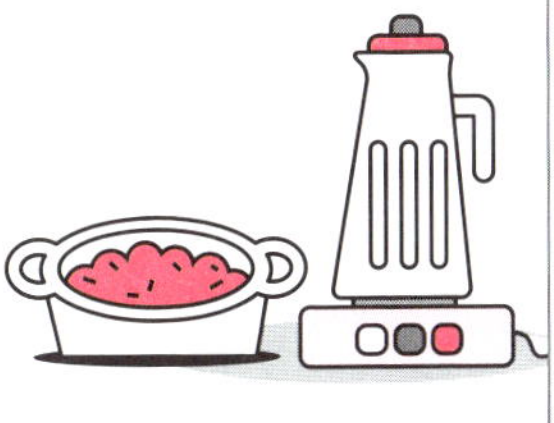

性生活

子宮摘出でも問題ない性生活

膣の創が完治していれば通常の性生活は営める

子宮がんや卵巣がんの手術後は、性生活についての不安が少なくないことでしょう。しかし、子宮や卵巣を摘出してしまっても、基本的に性生活には問題ありません。

術後の回復次第ですが、早ければ2カ月、遅くとも6カ月程度で、性生活を再開することができます。膣の創が完治していれば、通常の性行為で創口が開いてしまうことはありません。

ただし、子宮の後ろに放射線治療を受けていて、照射部位が炎症を起こしている場合や、がんがとりきれず局所に腫瘍が残存しているような場合は、医師に相談しましょう。

膣の一部を切除しても性交によって伸びてくる

広汎子宮全摘出術や単純子宮全摘出術を行った場合、膣の一部を切除します。そのため、膣が短くなったような感じがありますが、卵巣が1つでも残っていて女性ホルモンが分泌されれば、性交をしているうちに膣は伸びてきます。両方の卵巣を摘出した場合は、ホルモン補充療法によって膣の萎縮が改善されます。

ここが大事!!

●性交痛には潤滑剤を用いる

術後は膣が萎縮しているため、はじめのうちは性行為で痛みを伴うようです。とくに、卵巣を摘出すると分泌物が少なくなるため、性交痛が起こりやすくなります。また、放射線治療によって膣が硬化した場合、ホルモン療法を行っても膣の萎縮が改善されないため、性交痛が起こります。

その場合は、市販の潤滑ゼリーを用いるとよいでしょう。

また、日常的に膣用保湿剤などで膣ケアをすれば、潤いを保つことができます。

■性生活は不安なく再開できる!!■

●膣の創が完治すれば、性生活を再開できる

- めやすは、術後2~6カ月
- 通常の性行為で膣の創が開いてしまうことはない
- 性交渉によって、がんが再発したり転移したりすることはない
- 放射線治療により照射部位が炎症を起こしているときや、局所に腫瘍が残っている場合は、医師に相談する

●膣の一部を切除した場合

- 卵巣が残っていて女性ホルモンが分泌されれば、性交を重ねるうちに、膣が伸びてくる
- 両方の卵巣を摘出した場合は、ホルモン補充療法によって、膣の萎縮が改善される

■性交痛をやわらげるためのポイント■

性的に十分興奮してから性交を行う

性交を重ねるうちに、膣の萎縮が改善される

両方の卵巣を摘出した場合は、ホルモン補充療法を行う

ホルモンの補充によって膣壁が柔軟になる

潤滑ゼリーを使用する

放射線治療による膣の硬化や子宮体がんの場合は、潤滑剤を使用する

日常的に膣用保湿剤(モイストゼリー)で膣ケアをしておく

膣粘膜が薄くなってくるので、潤いを保つようケアする

パートナーに痛みを伝える

コミュニケーションをとりながら、痛みの軽い体位に変えてみる

性生活

むしろ精神的な面で障害が残る

精神的ショックが性生活を遠ざけてしまう

手術後、身体的には性生活を再開することが可能でも、精神的なことから躊躇する患者さんがいます。

手術部分に触れることの怖さや、女性の象徴である子宮や卵巣を摘出した精神的ショック、女性としての自信喪失などから、性交を拒絶してしまうようです。

こうした心理状態は、ますます膣を萎縮させ、患者さんを円滑な性生活から遠ざけてしまいます。

性生活は早く再開したほうがよいというものではありませんが、かたくなな拒絶は、パートナーとの関係性にも影響を及ぼしてしまいます。

性交はパートナーとの大切なコミュニケーション

女性としての機能が失われたのだから性交する意味がないと思う人もいるかもしれません。しかし、性交はパートナーとの大切なコミュニケーションの1つです。患者さんが悩んでいるのと同様に、パートナーも接し方について悩んでいるはずです。性交の前にお互いの気持ちを話し合い、理解を深めることが大切です。

ここが大事!!

●パートナーへの不信感

性交を拒絶する理由には、手術による精神的ショックのほかに、化学療法などによる性欲減退や、パートナーへの不信感などもあるようです。

子宮頸がんの場合、発症の原因がほぼ100%ヒトパピローマウイルス（HPV）の感染であることから、パートナーにうつされたと考える患者さんが少なくありません。

しかし、HPVは女性の約80%が一生に一度は感染するものなので、パートナーの責任とは限りません。

■性生活を敬遠する要因■

女性としての機能を失ってしまったという喪失感 性生活は、パートナーと情を交わし合ううえで、大切なコミュニケーションの１つ。お互いに気持ちを共有し、新たな関係性を築くことが大切	**創に触られたくない、創を見られたくないという気持ち** 性交時に、して欲しくないことがあれば、あらかじめ気持ちを伝える。肌を触れ合うことからゆっくり進展していけば、無理のない性生活を始めることができる
卵巣摘出による更年期障害のような症状 症状そのものはホルモン補充療法で解消するが、性交をする気持ちの余裕がないときは、無理をせずパートナーに理解を求める	**分泌物の減少による性交痛** ホルモン補充療法や潤滑剤を使用する。体の状態をパートナーに話し、理解を得ておく
パートナーへの不信感 子宮頸がんの場合、ウィルス感染が原因だが、決してパートナーの責任ではない。再び性交しても再発するものではない	**化学療法による性欲の減退** 化学療法の副作用で体調不良になると、性欲も減退する。体調が戻れば自然と性欲も戻ってくるので、あせることはない

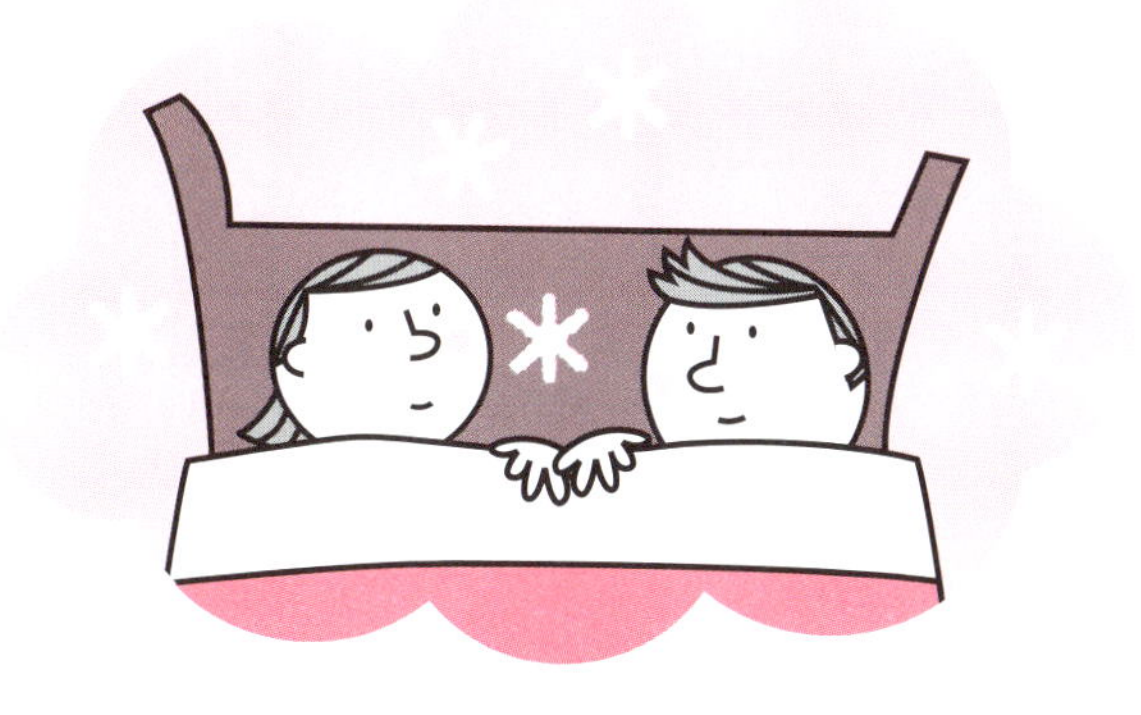

再発と緩和ケア

再発と転移の違いは？

最初と同じ場所での「再発」別の臓器にできる「転移」

初回のがん治療がうまくいったように思えても、その後、手術でとりきれなかった小さながんや、放射線療法や化学療法などで小さくなったがんが再び現れたり、別の場所に治療したはずのがんが現れることがあります。これが、「再発」です。

「再発」には、最初にがんができて治療を行った付近に再び発生する「局所再発」と、がん細胞が血液やリンパの流れにのって別の臓器や器官に移動し、そこでがんが発生する「遠隔再発」があります。一般的に、「局所再発」のことを「再発」と呼び、「遠隔再発」を「転移」と呼びます。

再発の90％以上は3年以内に発生する

婦人科系のがんの再発は、90％以上が初回の術後3年以内であり、5年間、再発や転移がみられなければ、その後に再発する確率はかなり低いとされています。

つまり、5年が再発や転移のめやすとなりますが、その後は絶対に再発しないとは断言できないため、定期検診は欠かさないようにしましょう。

ここが大事!!

●5年生存率とは？

がんの進行期による治りやすさを、がんと診断された人が5年間生存する比率で表したのが「5年生存率」です。

しかしこの数値には、再発も含まれているいっぽうで、亡くなった原因ががん以外の人も含まれているため、非常にあいまいです。

がん治療の技術革新はめざましく、3～5年で新しい治療法が開発されており、5年生存率も好転しています。数値にこだわらず、前向きに治療に取り組みましょう。

再発と転移

最初にがんが発生した場所を治療

手術療法

放射線療法化学療法

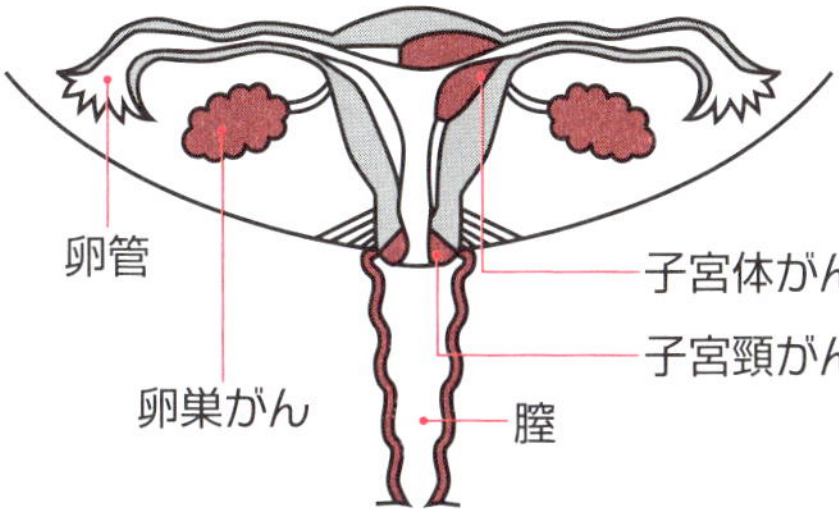

手術でとりきれなかった目に見えないような小さながんが再び現れる

治療で小さくなったがんが再び大きくなって現れる

再発

最初に発生した付近に再び発生する

＝

再発（局所再発）

がん細胞が血液やリンパの流れにのって、別の臓器や器官で発生する

＝

転移（遠隔再発）

婦人科系がんの再発

・再発の90%以上は３年以内に発生する
・５年間再発しなければ、ほぼ治ったと判断されるが、定期検診は５年後以降も受けたほうがよい
・再発の時期が遅いほど、治る可能性が高い

婦人科がんの再発の特徴

婦人科がんには再発・転移しやすい場所がある

初回治療で温存した部分にもよりますが、婦人科がんは、それぞれ再発・転移しやすい場所があります。

子宮頸がんは、骨盤内の局所再発の割合が高く、子宮を温存した場合は子宮頸部に、また子宮を摘出した場合は、切除した膣の端の部分（断端）や膀胱、尿道、直腸、リンパ節など周辺の臓器に発生します。

子宮体がんは、局所再発と遠隔再発の割合が同程度で、肺や肝臓などへの転移がみられます。

卵巣がんで多いのが、腹膜にがん細胞が広がる腹膜播種《ふくまくはしゅ》です。また、骨や肺への転移がみられることもあります。

骨盤内の再発には自覚症状が現れる

骨盤内での再発の場合、自覚症状が現れることがあります。性器出血やおりもの異常、血尿や血便、足腰の痛みやしびれ、おなかの張りなどの症状がでたときは、早急に診察を受けましょう。

また、骨盤外へ転移した場合は、ほとんど自覚症状が現れないため、定期検診を必ず受けましょう。

ここが大事!!

●腹膜播種の自覚症状

「播種」とは、近接する臓器に種がまかれるようにがんが広がる状態のことです。

卵巣がんによる「腹膜播種」は、卵巣で発生したがん細胞がはがれ落ち、臓器の壁を突き破って腹膜に広がることで起こります。

腹膜播種は、胃がんや大腸がんなどでも発生しますが、卵巣がんの場合は腹水などの症状で早期に発見されます。

おなかがぽっこり膨れて尿量が減少したときは、早急に診察を受けましょう。

■再発・転移の可能性のある自覚症状■

●骨盤内での再発の場合

◆足腰の痛みやしびれ

骨盤神経や座骨神経などが腫瘍で圧迫されると、足腰が痛んだりしびれる

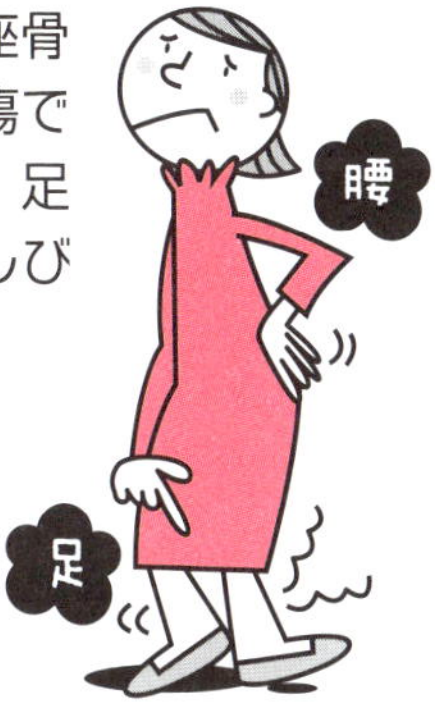

◆性器出血、おりもの異常

子宮頸がんや子宮体がんが膣の切断面に再発したり、膣に広がっている場合、性器出血や茶色いおりものとして現れることがある。また、おりものの量が増えたり、悪臭がしたり、うみのような状態になることがある

◆おなかの張り

腫瘍が尿管を圧迫すると、尿が出にくくなり、腎臓が腫れる水腎症を起こすことがある。また、卵巣がんの場合は、腹膜播種で腹水がたまり、おなかが張ることがある

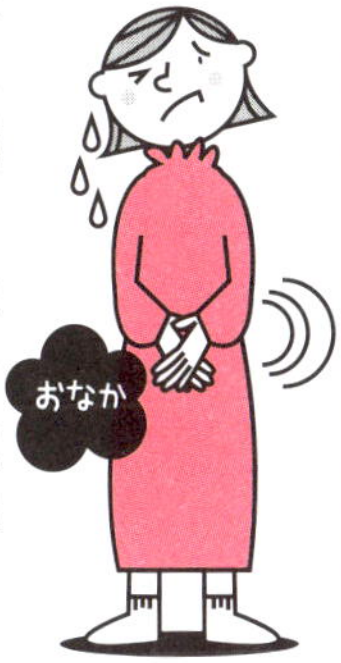

◆血尿、血便

放射線治療の副作用として現れることもあるが、腹腔内に再発し、膀胱や腸に浸潤（しみ出るように広がること）していると、血尿や血便が出ることがある

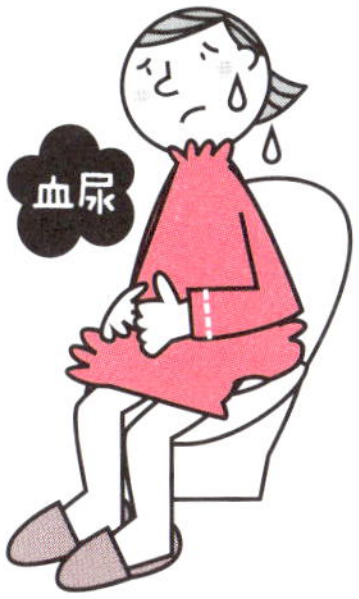

●骨盤外への転移の場合

◆せきが続く

肺に転移していると、かぜでもないのにせきが続く場合がある

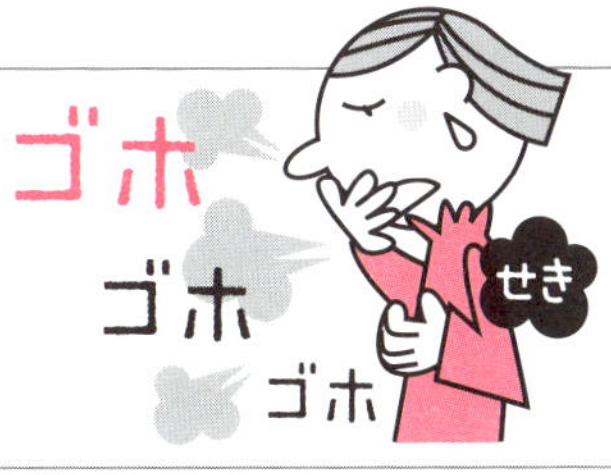

ほとんど自覚症状がないため、早期発見できるよう定期検診を必ず受けよう!!

退院後の定期検診は欠かさない

早期発見により再発がんの治癒の可能性を高める

婦人科がんの再発のめやすは5年とされていますが、それ以降に再発しないとは言いきれません。5年、10年と経過しても定期的に検診を受けることが望ましいとされています。

とくに、初回治療後の定期検診は、予後を確認し、療養生活における細かな指導を受けるうえで、極めて重要です。

再発がんは、一般的に治癒は難しいですが、早期発見することで治る可能性が高くなります。自覚症状が現れる前に再発がわかることも多いので、検診を欠かさないことが大切です。

検査項目や検査の時期は患者さんに応じて決定する

治療後の定期検診では、初回の治療内容や患者さんの状態に応じた検査が行われます。

基本的には、触診、内診、直腸診などの診察や、細胞診、胸部単純X線検査などの画像診断、血液・生化学検査、腫瘍マーカーなどにより、再発の有無を調べます。また、手術や放射線療法、化学療法に伴う合併症についての確認も行われます。

ここが大事!!

●再発・転移を調べる検査

体内に腫瘍細胞ができると、その腫瘍特有の物質が血液中に出現します。この物質を腫瘍マーカーといい、数値によって腫瘍発生の有無を判断します。また、骨シンチグラフィーは、体内に投与した放射線同位元素が沈着する様子を画像で確認し、全身の骨への転移を調べる検査方法です。これは、注射した薬剤が骨の代謝が活発なところに集まる性質を利用したもので、がんの経過観察のほか、骨折や炎症の確認にも使われます。

定期検診の間隔のめやす

<table>
<tr><th></th><th>子宮頸がん</th><th>子宮体がん</th><th>卵巣がん</th></tr>
<tr><td>1～2年目</td><td>1～3カ月ごと</td><td rowspan="2">1～3カ月ごと</td><td>1～3カ月ごと</td></tr>
<tr><td>3年目</td><td>3～6カ月ごと</td><td rowspan="2">3～6カ月ごと</td></tr>
<tr><td>4年目</td><td rowspan="2">6カ月ごと</td><td rowspan="2">6カ月ごと</td></tr>
<tr><td>5年目</td><td rowspan="2">1年ごと</td></tr>
<tr><td>6年目以降</td><td>1年ごと</td><td>1年ごと</td></tr>
</table>

定期検診の主な診察・検査項目

診察

◆問診

◆触診

◆内診

◆直腸診

検査

◆細胞診
膣断端の細胞診検査　など

◆画像診断
胸部単純X線検査、超音波、CT、MRI、PET、骨シンチグラフィー、排泄性腎盂尿管撮影　など

◆血液・生化学検査

◆腫瘍マーカー検査

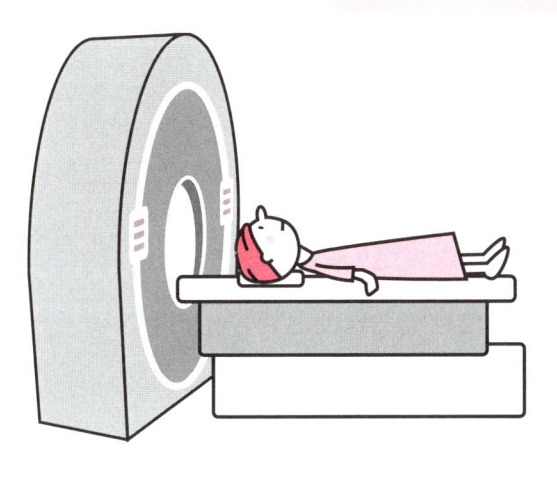

再発・転移したがんの治療

患者さんの状態に合わせて総合的に判断される治療法

再発がんの治療法は、がんの広がり方や再発した時期、これまで行った治療法などにより、総合的に判断されます。

がん病巣が初回に発生した場所に限られている場合は、手術や放射線療法を行います。

また、がんが複数箇所に転移している場合は、手術による完全摘出や放射線療法が難しいため、抗がん剤による化学療法がとられます。

そのほか、放射線療法や化学療法でがん細胞を小さくしてから手術で切除するなど、患者さんの状態に合わせてさまざまな治療法が選択されます。

再発がんの治療は初回治療より制限が多い

一般的に、初回治療に比べ、再発がんは治療が難しくなります。

がんが全身に広がっていることも多く、手術での治療に限りがあります。また、初回治療で放射線療法を行っている場合は、同じ場所に放射線を照射すると腸や膀胱に穴があく（穿孔《せんこう》）ことがあるため、照射を避けなければなりません。

ここが大事!!

●再発しても病院は変えない

がんが再発すると、初回の治療が悪かったのではないかと医師に不信感を抱き、病院を変える患者さんがいます。再発がんの治療方針は、初回の治療法や、その後の経過、それまで使用した薬の効き目などをもとに決定されます。そのため、病院を変えると、新たに診察する医師が的確な判断を下すのは難しいことなのです。それでも納得できないときは、がん診療連携拠点病院に設置された相談支援センターに相談してみましょう。

■再発の場所によって異なる主な治療法■

	局所再発	遠隔転移
子宮頸がん	・子宮、膣、下部直腸、結腸、膀胱を切除（骨盤除臓術）。人工的に、肛門、尿路、膣をつくる必要があるため、大掛かりな手術になる ・放射線療法（初回治療で放射線療法が行われていない場合） ・化学療法	・転移が１カ所であれば外科手術 ・多臓器への転移や多発性であれば化学療法
子宮体がん	・膣断端の再発だけであれば、腫瘍と膣の追加切除、または骨盤除臓術 ・放射線療法	・孤立性の転移であれば外科手術（肺転移など） ・多臓器への転移や多発性であればホルモン療法や化学療法
卵巣がん	・外科手術 ・放射線治療	・腹膜播種であれば化学療法 ・脳への転移は放射線療法

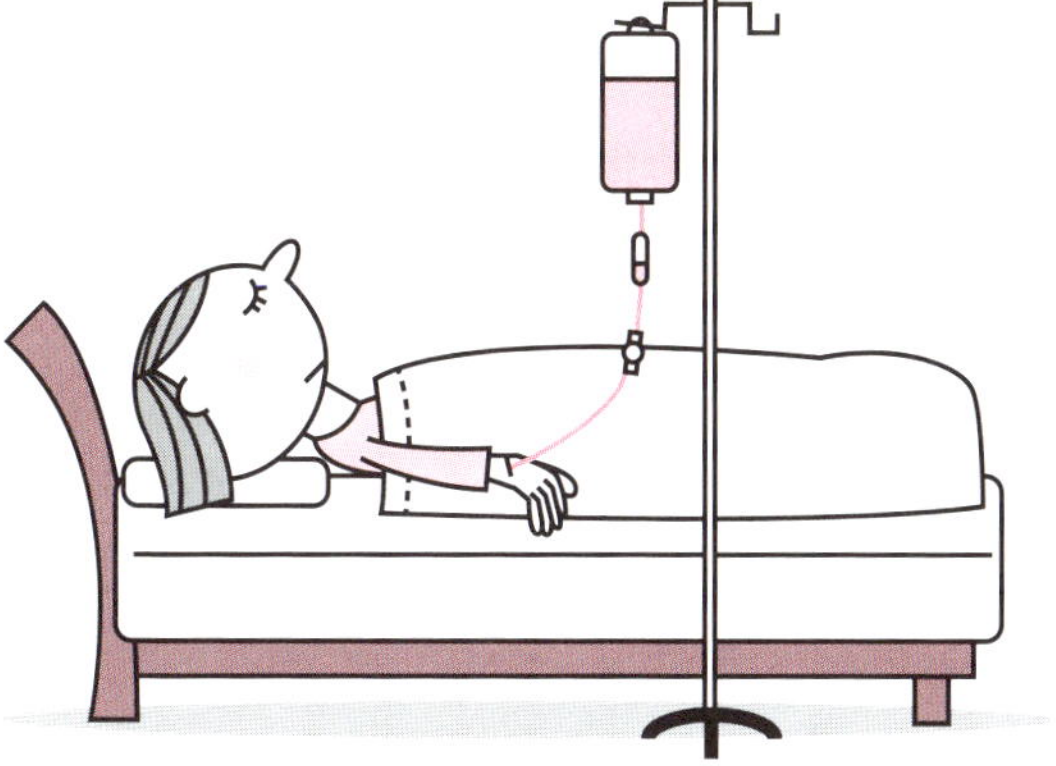

婦人科の緩和ケアはこうして行われる

緩和ケアはがんと診断されたときから行うもの

緩和ケアというと、もう治療方法がない末期がんの患者さんに対して行うものと思われる人がいるかもしれませんが、そうではありません。

緩和ケアとは、がん患者さんの心と体に生じる不調に対処するために、社会生活や家族も含めてサポートしていこうとするもので、がんと診断されたときから治療と並行して行われるべきものです。

がんの痛みを放置するとうつ状態を誘発することが多く、結果的に治療に悪影響をおよぼします。痛みがあるときは、どのようなときに、どこがどのように痛むかを的確に伝えることが大切です。

鎮痛剤は、早い時期からの使用が効果的

世界保健機関（WHO）では、痛みの度合いを3段階に分け、それに応じた鎮痛剤の使用法を提示しています。

患者さんのなかには、モルヒネに中毒性があるのではないかと敬遠する人もいますが、早い時期から正しく用いれば、中毒になったり、効かなくなるなどの心配はありません。

ここが大事!!

●緩和ケアの受け方

緩和ケアは、入院中や外来、在宅でも受けることができます。通院しながらケアを受ける場合は緩和ケア外来が、在宅療養している場合は在宅緩和支援ケアセンターがケアを行います。

入院中の場合は、専門の看護師、薬剤師、心理士などによって組織される緩和ケアチームが病室を訪問します。治療の見込がない人や治療を希望しない人を対象にした緩和ケア病棟（ホスピス）に入院するという選択肢もあります。

WHO方式疼痛治療法の5原則

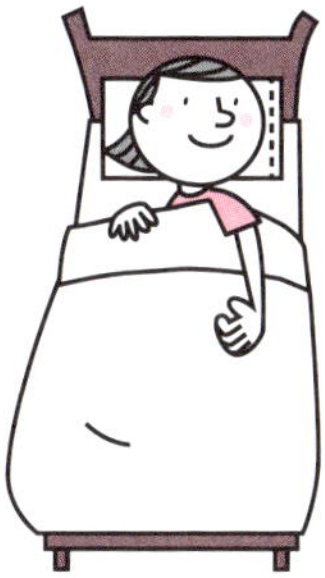

①by mouth
内服を原則とする

②by the clock
時間を決めて規則正しく服用する

③by the ladder
WHOの３段階方式に従い、薬の効力の順に服用する

④for the individual
それぞれの患者さんごとに、状況に合わせて服用量を決める

⑤with attention to detail
上記4点に留意した上で、痛みの変化などに留意し、そのつど適切な薬を処方する

WHO方式による3段階疼痛治療法

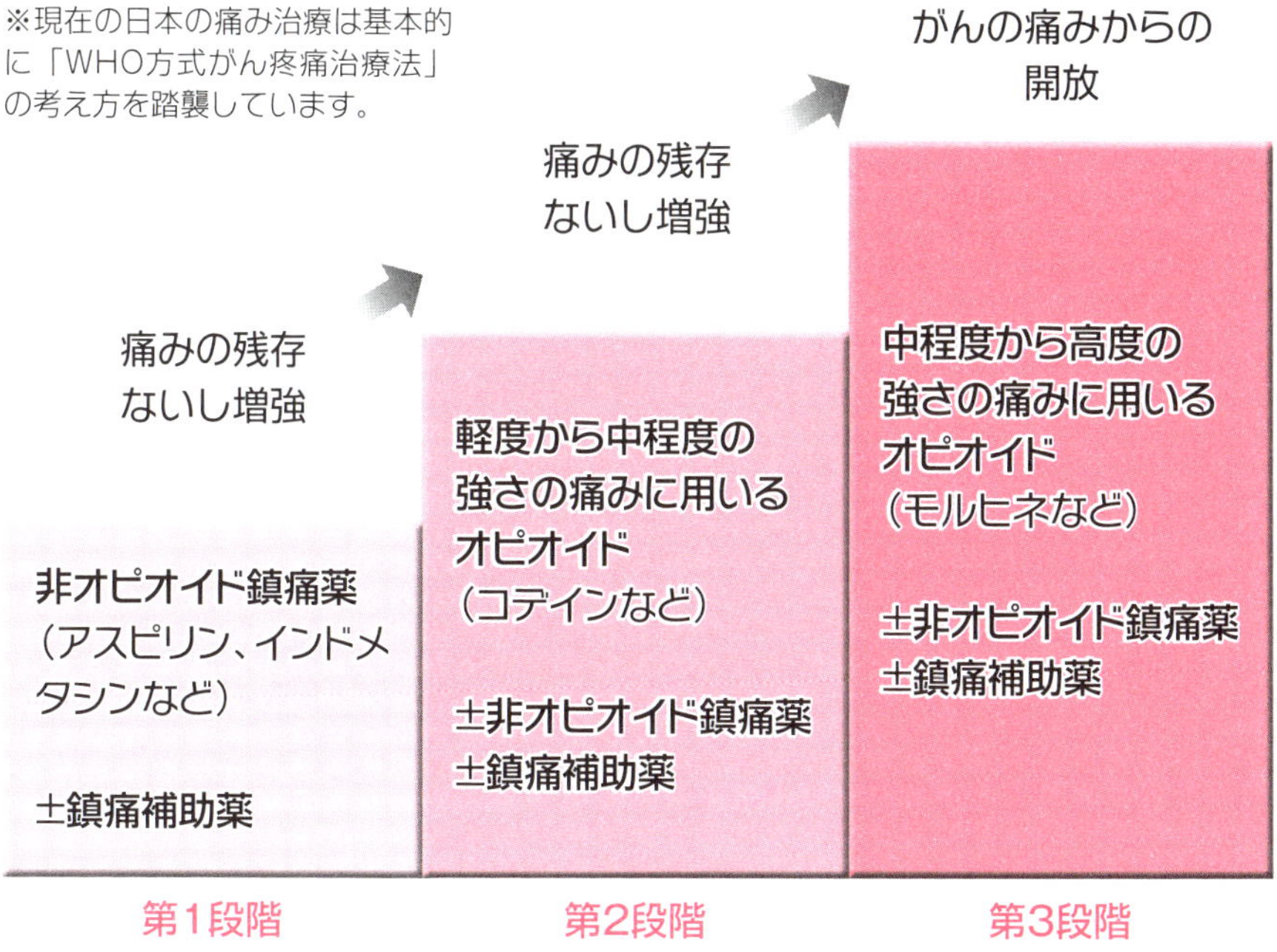
※現在の日本の痛み治療は基本的に「WHO方式がん疼痛治療法」の考え方を踏襲しています。
がんの痛みからの開放
痛みの残存ないし増強
痛みの残存ないし増強
非オピオイド鎮痛薬（アスピリン、インドメタシンなど）
±鎮痛補助薬
軽度から中程度の強さの痛みに用いるオピオイド（コデインなど）
±非オピオイド鎮痛薬
±鎮痛補助薬
中程度から高度の強さの痛みに用いるオピオイド（モルヒネなど）
±非オピオイド鎮痛薬
±鎮痛補助薬
第1段階
第2段階
第3段階

オピオイド薬：体内で疼痛伝達物質が放出されるのを抑制することで鎮痛効果をあらわす薬
±：必要に応じて使用する

公的な支援制度を利用する

公的な支援制度を利用して十分に療養する

がんの治療は長く続くことが多く、治療費もかさみます。経済的な破たんを招かないためには出費をなるべく抑えることが大切です。それには公的な支援制度を利用するのが有効です。

手術や抗がん剤によって高額な療養費用がかかる人、会社に勤務するが休職あるいは退職せざるを得ない人、医療費の支払いが困難な人など、患者さんの状況によっていろいろですが、それらをサポートしてくれる公的制度があります。

支援制度を知るにはまず医療機関などで相談を

支援制度を十分に活用するには、まずかかりつけの医療機関のケースワーカーなどに相談しましょう。高額になる医療費の負担を軽減してくれる制度をアドバイスしてくれます。会社員なら、休業中に出る手当金もあるので会社の人事部に相談しましょう。さらに生活を支える制度などについては、各自治体の相談窓口に問い合わせましょう。体験者に聞くことも有効なので、患者の会などに参加すると役立つ情報が入手できます。

ここが大事!!

●税金を軽くする医療費控除

1年間に一定以上の医療費の自己負担があった場合、税金が軽くなる制度があります。医療費控除を受けるには会社などの年末調整とは別に、自分で確定申告する必要があります。治療費だけでなく、通院のための交通費も対象になります。通院でタクシーに乗った場合などの領収書は必ず保管しましょう。

◆医療費控除の対象額

支払った医療費（高額療養費を引いた金額）－民間保険の給付金・保険金－10万円

公的な助成・支援制度

休業中の給料を保障してくれる
傷病手当金
会社員などが病気などによって休職する間の給料を一定額一定期間保障する制度
➡154ページ参照
相談窓口◆会社の人事担当、加入する公的医療保険(健康保険組合・共済組合)の窓口

高額な医療費がかかったとき
高額療養費制度
1カ月単位でかかる医療費が一定額を超えた場合超えた分が支給される制度
➡150ページ参照
相談窓口◆かかりつけの医療機関、加入する公的医療保険の窓口

障害が残ったときの支援制度
障害年金
65歳未満の年金加入者が障害を負った場合に支給される
◆加入する年金の担当窓口

身体障害者手帳
障害の程度によって税金の減免や公共交通機関の割引などが受けられる
◆市区町村担当窓口や福祉事務所

高額療養費が給付されるまで待たなくてもいい
限度額適用認定
あらかじめ「限度額適用認定」を受けていれば、1度に用意する費用を抑えることができる
➡153ページ参照
相談窓口◆かかりつけの医療機関、加入する公的医療保険の窓口

収入が減って生活が困窮したとき
生活保護
病気などで働けず生活が困窮する家庭に医療扶助などを行う制度
◆市区町村担当窓口や福祉事務所

生活福祉資金貸付制度
低所得者などに対し生活福祉資金を貸付ける制度で、療養費などは無利子
◆市区町村の社会福祉協議会

術後のリンパ浮腫のケアに
弾性着衣の保険適用
リンパ節郭清などの手術後に起きやすいリンパ浮腫。ケアのために必要な弾性着衣などが保険で購入できる
➡148ページ
相談窓口◆かかりつけの医療機関、加入する公的医療保険の窓口

リンパ浮腫の弾性着衣は保険適用になる

リンパ浮腫の治療のための弾性着衣購入費は保険適用

リンパ浮腫は保険診療を行っている医療施設での治療に健康保険が適用されます。保険適用になるのは2つの項目で、1つは手術前・後で個別に説明・指導管理を行う「①**リンパ浮腫指導管理料**」。もう1つの項目は「②**弾性ストッキングや弾性包帯の購入費**」です。

対象となるのは、子宮がんや卵巣がん、乳がんや前立腺がんなどによってリンパ節を切り取ったためにリンパ浮腫になった人です。

購入費の保険適用を受けるための手続き

ただし保険適用には申請が必要です。弾性着衣・弾性包帯の購入費の保険適用には次の手続きを行います。

①「**弾性着衣など装着指示書**」（ネットで入手可能。主治医が作成）

②「**領収書**」（または購入金額を証明できる書類）

③「**療養費支給申請書**」（必要な場合、公的医療保険から取り寄せ）

以上をそろえて保険者に提出します。審査に通れば、購入費用の7～9割が払い戻されます。

ここが大事!!

●弾性着衣などが使えない場合

弾性着衣などによる圧迫療法は、①心不全、②動脈閉塞性の病気がある場合、③糖尿病による末梢神経障害がある場合、④開放創（放射線照射後の潰瘍も含む）などの場合は行えないこともあります。医師に確認したうえで始めることが大切です。また、スタート時には問題がなくても、体調が悪かったり、患部に変化があるときは必ず診察を受けてから継続しましょう。

■弾性着衣等の療養費支給の留意事項■

支給項目	留意事項
リンパ浮腫指導管理料	指導管理内容 ・病因と病態について ・治療方法の概要 ・セルフケアの重要性と局所のリンパ液の停滞を予防、改善するための具体的実施方法 ・生活上の具体的注意事項 ・感染症の発症など悪化したときの対処方法 ・入院中または退院後1回
弾性着衣の支給	支給対象：30㎜Hg以上の弾性着衣。ただし、医師の判断により特別な指示がある場合は20㎜Hg以上 支給回数：１度に購入する弾性着衣は、装着部位ごとに２着まで。ただし、複数部位の手術を受けて上肢と下肢に必要な場合、左右の上肢に必要な場合などは、医師の指示があればそれぞれ２着までとする。経年劣化による再購入は、前回の購入後６カ月経過している場合において支給する 支給申請費用：購入費が、弾性ストッキングは28,000円（片足の場合は25,000円）、弾性スリーブは16,000円、弾性グローブは15,000円を上限として支給する
弾性包帯の支給	支給対象：医師の判断により弾性着衣を使用できない指示がある場合に限る 支給回数：１度に購入する弾性包帯は、装着部位ごとに２組まで。 経年劣化による再購入は、前回の購入後６カ月経過している場合において支給する 支給申請費用：装着に必要な製品（筒状包帯・パッティング包帯・ガーゼ指包帯・粘着テープ等を含む）１組が、上肢7,000円、下肢14,000円を上限として支給する

高額な医療費負担を軽くする制度

上限額を超えた自己負担分を保険が支払ってくれる制度

がんの治療では、1~3割の自己負担でも、医療費が高額になることがあります。そんな高額になる医療費について、一定の額を超える分は加入する医療保険が賄ってくれるのが「**高額療養費制度**」です。医療機関や薬局の窓口で支払った額が1カ月(1日~月末)で一定額を超えた場合、その超えた金額を加入する保険が支払ってくれます。差額ベッド代や入院中の食事代などは対象外ですが、保険が適用される医療費であれば、入院・通院・在宅医療を問わず対象になります。患者さんが負担する1カ月の医療費は、最高でも限度額までとなるので安心です。

負担の限度額は年齢や所得によって異なる

この制度を利用するには手続きが必要ですが、最終的な自己負担額となる毎月の「負担の上限額」は、加入者が70歳以上か未満かと、加入者の所得水準によって分けられています。計算のしかたなどが複雑なので、手続きする前に医療機関の相談窓口や、がん相談支援センターのスタッフなどに相談することをおすすめします。

ここが大事!!

●高額療養費の請求は2年間以内ならできる

制度を知らずに高額な医療費を支払った場合でも、高額療養費は受診した翌月から2年以内なら申請できます。そのためにも、病院からもらった領収書は必ず捨てずに残しておきましょう(医療費の所得控除を受けるときなども領収書が必要になります)。高額療養費の申請方法や計算方法がわからなかったら、加入する公的医療保険や医療機関の相談窓口などで相談しましょう。

■高額療養費制度のあらまし■

◆70歳未満の場合

所得区分	1カ月の負担の上限額
標準報酬月額83万円以上（年収約1,160万円以上）	252,600円＋（医療費－842,000円）×1％
標準報酬月額53万～79万円（年収約770万～約1,160万円）	167,400円＋（医療費－558,000円）×1％
標準報酬月額28万～50万円（年収約370万～約770万円）	80,100円＋（医療費－267,000円）×1％
標準報酬月額26万円以下（年収約370万円以下）	57,600円
低所得者（住民税非課税）	35,400円

例　**婦人科がん患者のA子さんの場合**

45歳　会社員　月収40万円（区分：標準報酬月額28万～50万円）
加入する医療保険→組合健康保険
医療費が100万円かかり病院から3割負担の30万円の請求がありました（差額ベッド代・食事代などは除く）

医療費　100万円 → 通常の自己負担額　30万円

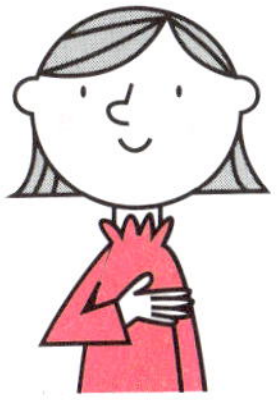

80,100円＋（100万円－267,000円）×1％
＝80,100円＋7,330円＝87,430円（実際に支払う額）

高額療養費制度により、212,570円免除されて実際に支払う額は 87,430円

◆70歳以上の場合

<table>
<tr><th colspan="2">所得区分</th><th>外来（個人ごと）</th><th>1カ月の負担の上限額</th></tr>
<tr><td colspan="2">現役並みの所得者
（月収28万円以上などの窓口負担3割の人）</td><td>44,400円</td><td>80,100円＋
（医療費－267,000円）×1％</td></tr>
<tr><td colspan="2">一般</td><td>12,000円</td><td>44,400円</td></tr>
<tr><td rowspan="2">低所得者
（住民税非課税の人）</td><td>Ⅱ（Ⅰ以外の人）</td><td rowspan="2">8,000円</td><td>24,600円</td></tr>
<tr><td>Ⅰ（年金収入のみの場合、年金受給額80万円以下など、総所得金額がゼロの人）</td><td>15,000円</td></tr>
</table>

※2015年1月の改正による「高額療養費制度」
※厚生労働省「高額療養費制度における自己負担額等の見直し」等の資料より

さらに最終的な自己負担額が軽減されるしくみ

◆世帯合算

複数の受診や同じ世帯にいる家族（同じ医療保険に加入）の受診で、それぞれ支払った自己負担額を1カ月単位で合算することができます。その合算額が一定額を超えたときは、超えた分を高額療養費として支給されます。

被保険者　夫

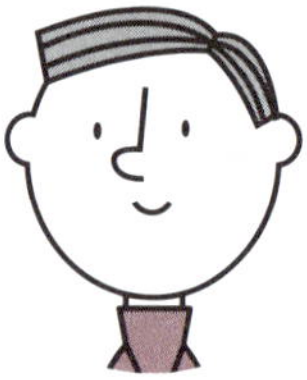

あけぼの病院
自己負担額45,000円
（医療費150,000円）

被扶養者　妻

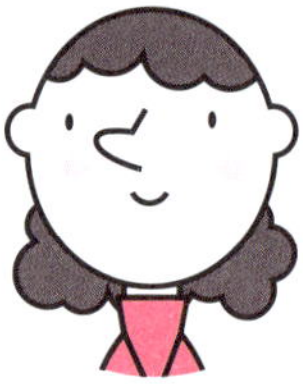

ありあけ病院
自己負担額60,000円
（医療費200,000円）

ありあけ薬局
自己負担額24,000円
（医療費80,000円）

●世帯合算後の自己負担額（70歳未満・標準報酬月額28万～50万円）**129,000円**

↓

●高額療養費の対象となる
45,000円＋60,000円＋24,000円＝129,000円 ← **高額療養費の対象となる**
●世帯合算後の自己負担額（標準報酬月額28万～50万円）
80,100円＋（430,000円－267,000円）×1%
＝81,730円（実際の負担額）

※70歳未満の人の受診の場合は、病院別、入院・外来別でそれぞれ21,000円以上の自己負担のみ合算されます。

◆多数回該当

直近の12カ月間に、すでに3回以上高額療養費の支給を受けている場合（多数回該当）には、その月の負担上限額がさらに下がります。

所得区分		多数回該当の場合
標準報酬月額 83万円以上	→	140,100円
標準報酬月額 53万～79万円	→	93,000円
標準報酬月額 28万～50万円	→	44,400円
標準報酬月額 26万円以下	→	44,400円
低所得者（住民税非課税）	→	24,600円

70歳以上の場合

現役並み所得者	→	44,400円

※70歳以上では「一般」「低所得者」の区分の人は多数回該当の適用はありません。

■高額療養費を一度に支払わなくてよい「限度額適用認定」■

高額療養費制度を利用すると、通常はいったん医療機関で自己負担額の全額を支払い、3～4カ月後に払い戻されます。しかし、あらかじめ加入する医療保険窓口に申請し、「限度額適用認定」を受け、その認定証を医療機関に提示すれば高額療養費の自己負担限度額の支払いで済み、一度に用意する費用を抑えることができます。入院だけでなく外来診療も対象になっています。

例　100万円の医療費で、窓口の負担（3割）が30万円かかる場合

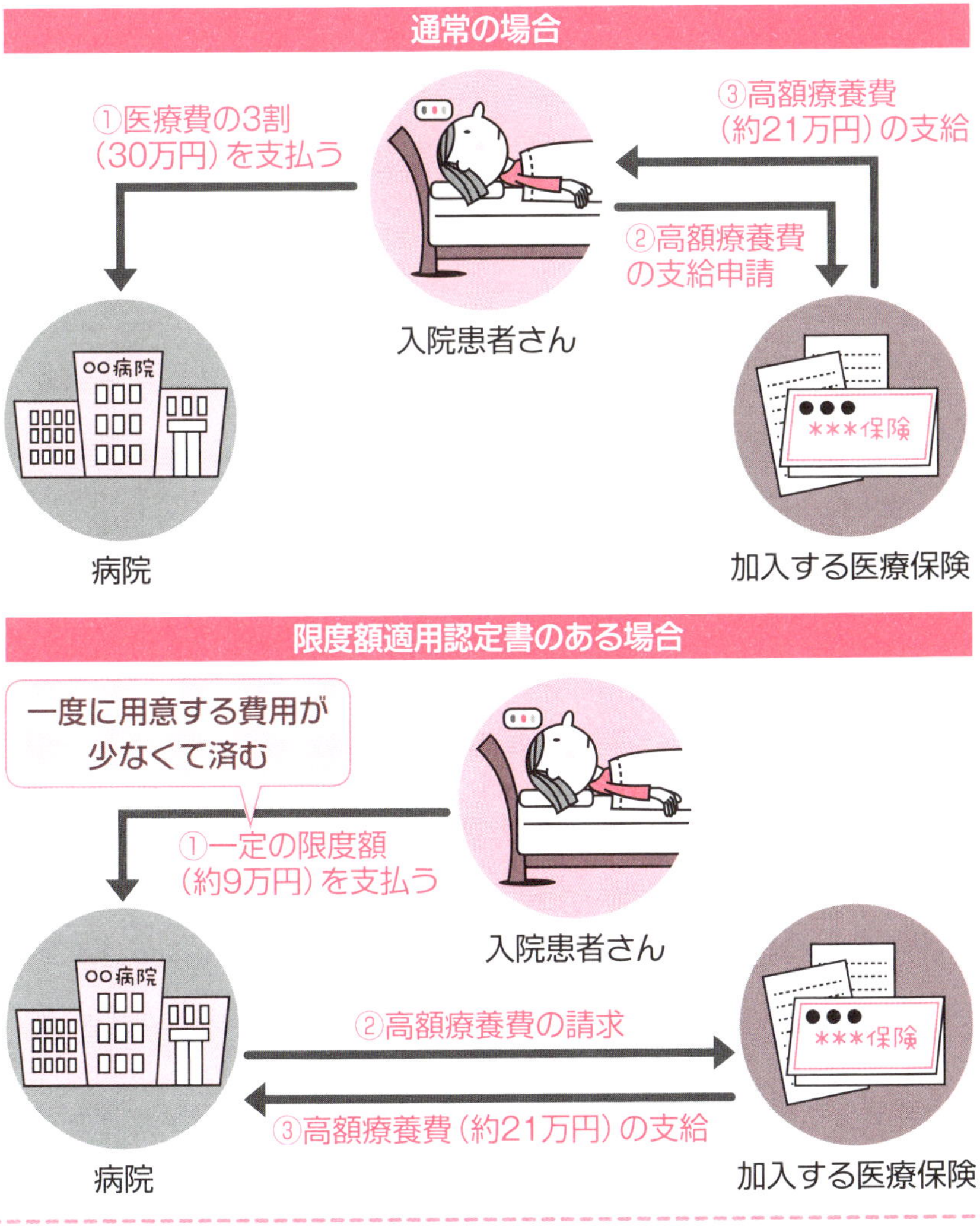

各種の支援・保障制度

会社を休んだときにもらえる給付金

会社員や公務員は「傷病手当金」がもらえる

がんの治療には長期にわたることが多く、体力が回復するまで、会社を休まざるを得ないことになります。その間、医療費がかさむうえ会社からの報酬も得られないとなると、経済的な不安は大きくなるばかりです。そんなときに支えになるのが、加入する公的な医療保険の「傷病手当金」の制度です。（110ページの患者さんの例）ただし、残念ながら、利用できるのは会社員や公務員に限られ自営業者などは対象にはなりません。

給料の3分の2を1年6カ月間支給される

傷病手当金をおおまかにいえば、病気などで報酬が得られなくなったとき会社に代わって加入する健康保険組合が給料の3分の2の金額を保障してくれる制度です。連続する3日間を含み4日以上休んだ場合に条件が成立し、最長で1年6カ月支給されます。社会復帰に急ぐあまり、回復を遅らせてしまう患者さんも多いので、「傷病手当金」などの公的な制度を上手に活用し、経済的な負担を軽減させながら無理のない療養生活を送りましょう。

ここが大事!!

●業務上のケガなどは支給対象外

健康保険給付として受ける療養費に限らず、保険適用外診療を受けた場合でも、仕事に就くことができないことの証明があれば支給対象になります。ただし、美容整形などは支給対象外であるほか、交通事故などで損害賠償が支払われる場合や業務上・通勤災害など労災保険の対象になるものは健康保険の適用にはならず、傷病手当金の対象になりません。

■「待期3日間」が完成しないと支給されない■

3日間連続して休んだあと、4日以降の仕事に就けなかった日に対して支給されます。その3日間には有給休暇を取得した日、土日、祝日などの公休日も労務不可能であった場合は待期期間に含まれます。

待期完成しない：木休／金出／土休／日休／月出／火出／水休／木休／金出／土休
→ 待期完成しない

待期完成：出／休／休／休／休／休／休／休／休／休
待期完成　3日（土日を含めてもよい）連続休んでいる

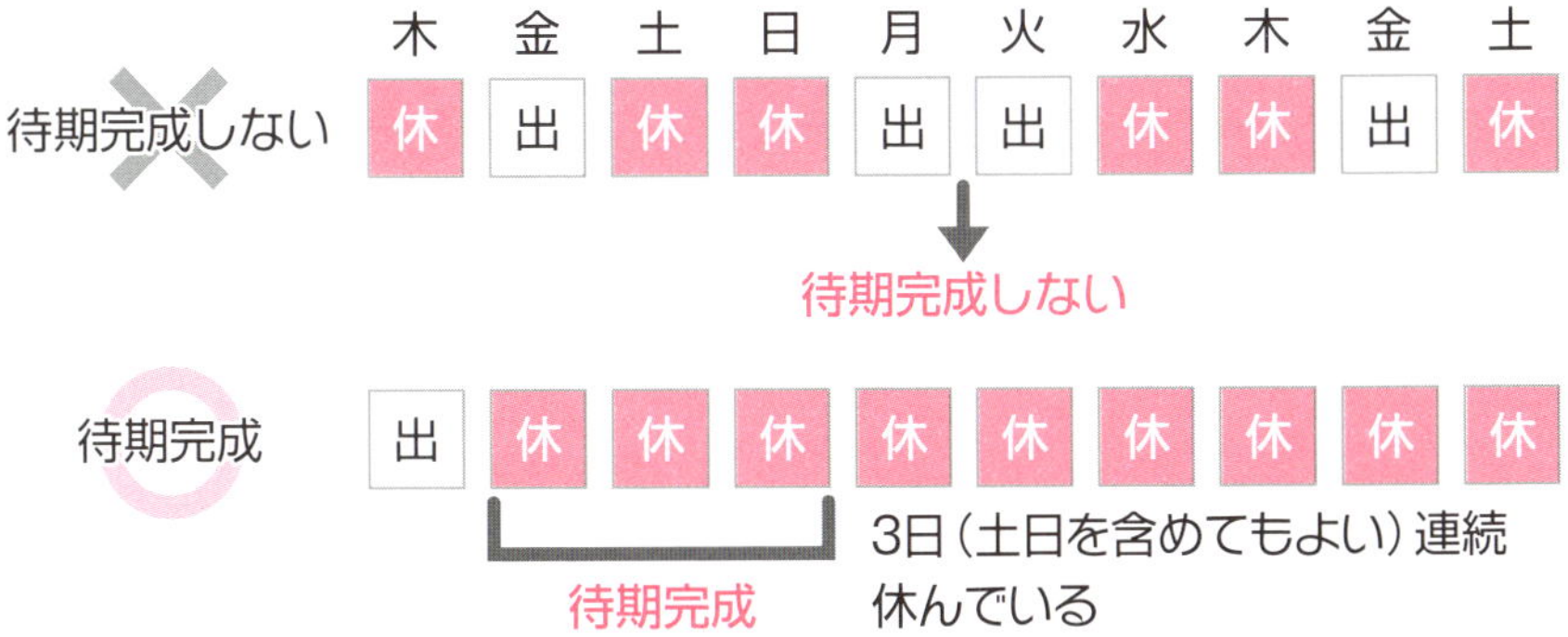

支給される期間

傷病手当金が支給されるのは支給開始日から1年6カ月で、その間に出勤して給与支払いがあったら、その期間も1年6カ月に含まれます。

- 出勤して給与支払いがあった期間も1年6カ月に含まれる
- 退職した場合でも要件を満たしていれば残りの期間分の傷病手当金が受けられる

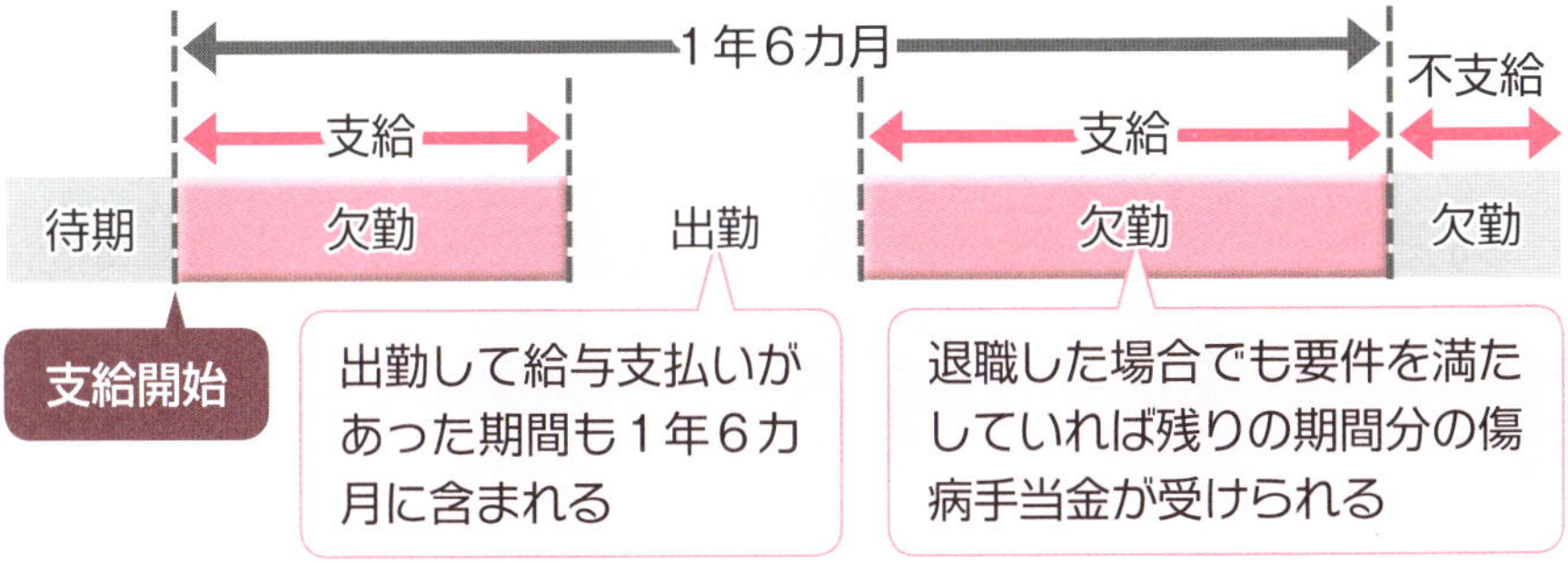

支給される金額

傷病手当金は、1日につき被保険者の標準報酬日額（給料、賞与、残業手当、家族手当、通勤手当など、労務の対償として支払われるものすべてが含まれる）の3分の2に相当する金額が支給されます。標準報酬日額とは、標準報酬月額の30分の1に相当する額です。

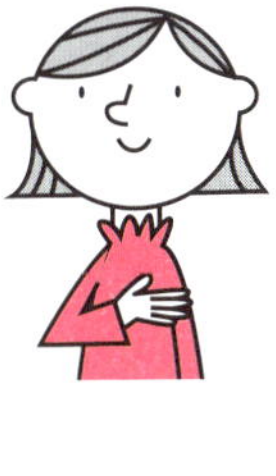

例　月給（標準報酬月額）30万円のA子さんの場合
1日につき
10,000円×3分の2＝6,667円（1円未満四捨五入）

COLUMN

がんに備える生命保険

医療の保障の契約は「主契約」か「特約」を選ぶ

生命保険には、死亡のときに受け取れる保険のほか、病気やケガに備える保険もあります。がんに備えるには、このタイプの保険が有効ですが、契約のしかたは2つの方法があります。1つは医療保障を目的にした保険を「主契約」する方法、もう1つは死亡時などに受け取れる保険に「特約」を付加する方法です。病気による入院などを保障する保険(主契約)には「医療保険」「がん保険」「特定疾病保障保険」があり、対象にしたい病気や保障内容によって選びます。特約については婦人科がんなど女性の病気に特化したものもあります。

●生命保険で医療費に備える方法

医療保障を主な目的とする「医療保険」を契約する（主契約）	主契約に医療保険にがんの治療を付加する（特約）
・医療保険 病気やけがを幅広く保障する。入院給付に支払い限度日数がある **・がん保険** がんについて保障。契約後90日程度経過してから保障が開始されるものが多い **・特定疾病保障保険** がん、急性心筋梗塞、脳卒中が対象。がんと診断されると保険金が支払われ契約は終了する	**・女性疾病入院特約** 婦人科がんなど女性特有の病気で入院したときに入院給付金が受け取れる **・成人病（生活習慣病）入院特約** がんなどの生活習慣で入院したときに入院給付金が受け取れる **・がん入院特約** がんによる入院のとき給付金が受け取れる。支払い日数、無制限が多い **・特定疾病保障特約** 三大疾病が原因による死亡・高度障害のときに保険金が受け取れる **・先進医療特約** 先進医療に治療を受けたとき技術料相当額の給付金が受けられる

子宮がん・卵巣がんの関連サイト・患者の会

●子宮がん・卵巣がんについて知りたい

国立がん研究センター　http://www.ncc.go.jp/jp/
国立がん研究センターがん対策情報センター　http://www.ncc.go.jp/jp/cis/index.html
子宮がん・卵巣がんについての基礎知識など、一般向けがん情報がわかりやすく解説されている
日本産婦人科学会　http://www.jsog.or.jp/
婦人科腫瘍登録施設名を確認できるほか、学会が主催する市民公開講座の案内も閲覧できる
日本婦人科腫瘍学会　http://www.jsgo.gr.jp/index.html
婦人科腫瘍についての最新情報を提供するとともに、がん治療のガイドラインなどを掲載している
日本対がん協会　http://www.jcancer.jp/
電話でがんに関する無料相談ができる（医師への電話相談、面接相談は事前の予約が必要）
㈶先端医療振興財団「がん情報サイト」　http://cancerinfo.tri-kobe.org/
米国国立がん研究所が配信する、世界最大かつ最新の包括的ながん情報が日本語で閲覧できる
キャンサーネットジャパン　http://www.cancernet.jp/
がんに関する情報サービスを提供するNPO法人。セカンドオピニオンやシンポジウムの情報が閲覧できる
埼玉医科大学国際医療センター婦人科腫瘍科　http://www.saitama-med.ac.jp/kokusai/fujinshuyo/
〒350-1298 埼玉県日高市山根1397-1　TEL:042-984-4111
広田内科クリニック　むくみのぺーじ　http://www.mukumi.com
〒157-0062　東京都世田谷区南烏山5-19-10　賀茂ビル3F TEL:03-5315-5880　リンパ浮腫の治療・相談

●本書に登場した患者の会

NPO法人がんサポートかごしま内　若年性がん患者会「きらら」（110ページに登場）
http://kirarak.jugem.jp/ 鹿児島県を中心に活動。若いがん患者さんたちのおしゃべり会
卵巣がん体験者の会「スマイリー」（110ページに登場）
http://ransougan.e-ryouiku.net/ 会員専用SNSでの交流・おしゃべり会・勉強会・イベントへの参加・冊子の発行・政策提言などの活動を行っている

た

な・は

ま・や・ら・わ

さくいん

■ 監修
藤原恵一(ふじわら・けいいち)
埼玉医科大学国際医療センター・包括的がんセンター教授・診療科長。1954年 香川県生まれ、1979年岡山大学医学部卒業、産婦人科医となる。 専門分野：婦人科腫瘍学、婦人科がん手術、がん臨床試験。主な資格：日本産科婦人科学会専門医、日本婦人科腫瘍学会専門医、日本臨床腫瘍学会暫定指導医。『卵巣腫瘍のマネージメント』(永井書店・共著)

■ 第4章リンパ浮腫の予防と対処　監修
廣田彰男(ひろた・あきお)
医療法人社団　広田内科クリニック理事長、1972年北海道大学医学部卒、日本リンパ学会常任理事長、厚生労働省委託事業リンパ浮腫委員会委員。『イラストでわかるリンパ浮腫』(法研)

編集協力／耕事務所　**執筆協力**／野口久美子　稲川和子
カバーデザイン／上筋英彌(アップライン)　**本文デザイン**／石川妙子
イラスト／前村佳恵　小林裕美子

◆手術後・退院後の安心シリーズ
イラストでわかる 子宮がん・卵巣がん
―副作用・後遺症への対処と、退院後を支援する―

平成25年 9 月25日　第1刷発行
平成26年11月20日　第2刷発行

監　　修　藤原恵一　廣田彰男
発　行　者　東島俊一
発　行　所　株式会社 法　研
　　　　　　東京都中央区銀座1-10-1 (〒104-8104)
　　　　　　販売03(3562)7671／編集03(3562)7674
　　　　　　http://www.sociohealth.co.jp
印刷・製本　研友社印刷株式会社　　　　　　0102

SOCIO HEALTH
小社は㈱法研を核に「SOCIO HEALTH GROUP」を構成し、相互のネットワークにより、"社会保障及び健康に関する情報の社会的価値創造"を事業領域としています。その一環としての小社の出版事業にご注目ください。

©HOUKEN 2013 printed in Japan
ISBN978-4-87954-963-1　定価はカバーに表示してあります。
乱丁本・落丁本は小社出版事業課あてにお送りください。
送料小社負担にてお取り替えいたします。
JCOPY 〈(社)出版者著作権管理機構 委託出版物〉
本書の無断複写は著作権法上での例外を除き禁じられています。複写される場合は、そのつど事前に、(社)出版者著作権管理機構(電話 03-3513-6969、FAX 03-3513-6979、e-mail: info@jcopy.or.jp)の許諾を得てください。